重症患者肠内营养护理

叶向红　朱冬梅　邵小平　薛阳阳　主　编

U0380300

东南大学出版社
SOUTHEAST UNIVERSITY PRESS

·南京·

图书在版编目（CIP）数据

重症患者肠内营养护理 / 叶向红等主编 . — 南京：
东南大学出版社，2021.12（2025.3 重印）
ISBN 978-7-5641-9924-1

Ⅰ . ①重… Ⅱ . ①叶… Ⅲ . ①临床营养 – 护理学
Ⅳ . ① R459.3 ② R473.1

中国版本图书馆 CIP 数据核字（2021）第 258382 号

责任编辑：张　慧　责任校对：子雪莲　封面设计：王　玥　责任印刷：周荣虎

重症患者肠内营养护理

主　　编：叶向东　朱冬梅　邵小平　薛阳阳
出版发行：东南大学出版社
社　　址：南京市四牌楼 2 号　邮编：210096　电话：025-83793330
网　　址：http://www.seupress.com
电子邮件：press@seupress.com
经　　销：全国各地新华书店
印　　刷：广东虎彩云印刷有限公司
开　　本：700mm × 1000mm　1/16
印　　张：8.75
字　　数：160千
版　　次：2021年12月第1版
印　　次：2025年3月第3次印刷
书　　号：ISBN 978-7-5641-9924-1
定　　价：68.00元

本社图书若有印装质量问题，请直接与营销部联系。电话（传真）：025-83791830

编委会

序

20 世纪 70 年代以来，营养支持已成为临床治疗中，尤其是危重病人不可缺少的治疗措施。然而，危重病人营养支持的有关问题并未完全解决。肠内营养作为重症患者营养支持的重要方式，对其进行科学管理十分必要。

"三分治疗、七分养"，这句话用在重症患者肠内营养支持方面，非常贴切。护理工作在临床营养支持过程中起到非常重要的作用，护理人员是临床营养工作的具体实施者，能够第一时间评估和发现病人出现的各种问题。我们不仅希望护理人员能够了解相关的理论内容，在给病人实施营养治疗后，能够及时听到护理人员的及时观察和反馈，帮助我们进一步的完善营养治疗方案。

此书，从护理的角度将重症患者的营养支持作了详细的阐述，从重症营养风险筛查到营养通路的建立、营养制剂的选择、并发症的预防和处理以及家庭肠内营养的实施，为广大从事重症患者的营养护理提供很好的参考价值。

2021 年 5 月

前　言

经过两年的时间,《重症患者肠内营养护理》终于与大家见面了。

临床营养支持自 1968 年 Dudrick 与 Wilmor 创用静脉营养后, 解决了肠道功能发生障碍时无适合途径供给营养的难题, 带动了营养支持的发展。重症患者因疾病导致的高代谢、高分解、高血糖、低蛋白血症、低钙和低镁等等代谢紊乱而出现内环境的紊乱, 影响器官的能量代谢和功能, 导致脏器功能进一步损害。随着临床专家们对营养作用认识的加深、营养支持的改进和对机体代谢改变的了解, 营养供给的途径也在改变。营养支持的选择金标准以大约 10 年为一阶段出现一次改变。目前的营养支持途径为应用全营养支持, 首选肠内营养, 必要时肠内与肠外营养联合应用。2018 年临床营养杂志发布了 ESPEN 2018 版 ICU 临床营养指南, 建议在重症患者入院的 24～48 小时内尽可能的给予早期肠内营养支持。

在黎介寿院士带领和指导下, 东部战区总医院普通外科研究所护理团队对重症患者的肠内营养支持护理从理论到实践不断的探索, 总结了大量宝贵的经验。应呼同行们的强烈需求, 我们编撰了《重症患者肠内营养护理》一书, 从风险筛查、肠内营养路径的建立与选择、营养制剂的应用、耐受性监测、并发症的预防与处理以及健康教育方面等进行详细阐述。与关注重症营养支持的护理同仁一起分享和交流。

本书编写队伍实力雄厚, 编者均为长期从事重症护理领域专家, 有着丰富的理论与实践经验。全体编委以科学、严谨的态度和极大的热忱编写本书, 在此向各位编者和所有支持本书编写的同仁表示诚挚的感谢。

本书内容如有疏漏、不妥之处, 殷切希望得到读者的批评指正。

叶向红

2021 年 5 月

目　录

第一章 营养风险筛查

第一节 营养风险筛查评估

一、营养状况评定"三阶梯"

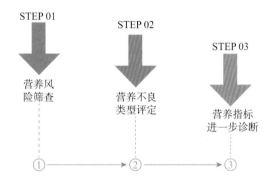

二、营养风险筛查

营养风险筛查（nutritional risk screening）是入院患者营养支持治疗的第一步，以识别营养不良患者，从而确定是否应进行营养不良评估和（或）对营养支持的需求，营养筛查是识别危重患者营养状况完整性的风险因素的行为，目前已经开发出了几种常用的营养风险筛查工具：营养风险筛查2002（NRS-2002）、Nutric评分、微型营养评定法（Mini Nutritional Assessment，MNA）、微型营养评估精法（MNA-SF）、营养不良通用筛检工具（Maniutrition Universal Screening Tool，MUST），每一种工具都涵盖了多种衡量标准：客观标准，如体重、体质指数（BMI）或其他人体测量和（或）生化指标；主观标准，如体重减轻与食欲变化，但这些工具在不同人群中的可靠性和有效性方面会有所差异。本章节就几种常用于住院患者的营养风险筛查工具的使用方法进行介绍。

（一）营养风险筛查 2002（NRS-2002）

营养风险筛查（nutrition risk screening, NRS-2002）是 2002 年欧洲肠外肠内营养学会（ESPEN）推荐使用的住院患者营养风险筛查方法，是基于 128 个 RCT 研究的筛查工具。同时也是 CSPEN 及 ASPEN 推荐住院患者营养风险筛查的方法。

【适用对象】住院患者。

【筛查优点】① 循证医学证据；② 简单易行（3 个项目）；③ 快速（5 分钟）；④ 医护均可操作。

【不足之处】① 卧床者，合并水肿、胸腹水者不能获得精确体重；② 不适用于意识障碍者；③ 规定疾病种类有限，如遇其他疾病，需"类比"评价，误差较大。

【评估内容】营养状态低减评分：疾病严重程度评分、年龄评分。

1. NRS-2002 对于营养状况降低的评分及其定义（表 1-1）

表 1-1　NRS-2002 对营养状况的评分

评分	定义
0 分	正常营养状态
1 分（轻度）	3 个月内体重丢失 5% 或食物摄入为正常需要量的 50%～75%
2 分（中度）	2 个月内体重丢失 5% 或前一周食物摄入为正常需要量的 25%～50%
3 分（重度）	① 1 个月内体重丢失 5%（3 个月内体重下降 15%）； ② BMI < 18.5，且一般状况较差； ③ 前一周食物摄入为正常需要量的 0%～25%

（注：3 项问题任一项符合就按其分值，几项都有以高分值为准；对于卧床、胸腹水等无法获取 BMI 的患者，ESPEN 推荐应用白蛋白代替评分，血清白蛋白 < 30 g/L，3 分）

2. NRS-2002 对于疾病严重程度的评分及其定义（表 1-2）

3. NRS-2002 对于年龄的评分及其定义

在以上评分的基础上，对于年龄 ≥ 70 岁者，加算 1 分。

4. NRS-2002 评分结果分析（表 1-3）

在 NRS-2002 评分 ≥ 3 分的情况下，大部分研究显示营养支持有效（能够改善临床结局），而在 NRS 评分 < 3 分的情况下，大部分研究显示营养支持无

效。因此，将是否具有营养风险的评分切割点定为 3 分，即 NRS 评分 ≥ 3 分为具有营养风险，需要根据患者的临床情况，制定基于个体化的营养计划，给予营养干预。而 NRS < 3 分者虽然没有营养风险，但应在其住院期间每周筛查 1 次，若复查结果 ≥ 3 分，则进入营养支持程序。

表 1-2 NRS-2002 对疾病严重程度的评分

评分	定义
1 分	① 慢性疾病患者因出现并发症而住院治疗； ② 患者虚弱但不需要卧床； ③ 蛋白质需要量略有增加，但可以通过口服补充剂来弥补
2 分	① 患者需要卧床，如腹部大手术后； ② 蛋白质需要量相应增加，但大多数人仍可以通过肠外或肠内营养支持得到恢复
3 分	① 患者在 ICU 病房中靠机械通气支持； ② 蛋白质需要量增加而且不能被肠外或肠内营养支持所弥补； ③ 通过肠外或肠内营养支持可使蛋白质分解和氮丢失明显减少

表 1-3 住院患者营养风险筛查 NRS-2002 评估表

患者资料

姓名		住院号	
性别		病区	
年龄		床号	
身高（m）		体重（kg）	
体质指数（BMI）		蛋白质（g/L）	
临床诊断			

疾病状态

疾病状态	分数	若"是"请打钩
骨盆骨折或者慢性病患者合并有以下疾病：肝硬化、慢性阻塞性肺病、长期血液透析、糖尿病、肿瘤	1	
腹部重大手术、中风、重症肺炎、血液系统肿瘤	2	
颅脑损伤、骨髓抑制、加护病患（APACHE > 10 分）	3	
合计		

营养状态

营养状况指标（单选）	分数	若"是"请打钩
正常营养状态	0	
3 个月内体重减轻 > 5% 或最近 1 个星期进食量（与需要量相比）减少 20% ~ 50%	1	
2 个月内体重减轻 > 5% 或 BMI 18.5 ~ 20.5 或最近 1 个星期进食量（与需要量相比）减少 50% ~ 75%	2	
1 个月内体重减轻 > 5%（或 3 个月内减轻 > 15%）或 BMI < 18.5（或血清白蛋白 < 35 g/L）或最近 1 个星期进食量（与需要量相比）减少 70% ~ 100%	3	
合计		

年龄

年龄 ≥ 70 岁加算 1 分	1

营养风险筛查评估结果

营养风险筛查总分	
□ 总分 ≥ 3：存在营养不良风险，依据患者临床状况，制定个体化营养方案	
□ 总分 < 3：每周复查，若复查结果 ≥ 3 分，则进入营养支持程序	
☆ 注意：如择期行重大手术者，在疾病状态评分中按 2 分计算	
执行者：	时间：

（二）Nutric 评分

加拿大的 Nutric 评分是为 ICU 患者设计的一种营养风险筛选系统，旨在识别可能从积极的营养治疗中获益的危重患者。其筛选变量包含了与严重疾病相关的变量，而非传统营养状态有关变量。运用多变量回归分析识别与死亡率相关的变量，最终 6 个疾病相关变量（年龄、APACHE II 评分、SOFA 评分、并发症的数量、入住 ICU 前的住院时间和白介素-6）与患者的生存显著相关，以此制定 Nutric 评分系统。

值得注意的是 SCCM/ASPEN 重症患者营养指南（2016）推荐对所有入住 ICU 的预计自主进食不足的患者评定其营养风险（NRS-2002 评分、Nutric 评分）。营养风险高的患者是最可能从早期肠内营养获益的患者。

【适用对象】ICU 患者。

【筛查优点】综合了既往营养因素与疾病严重程度，对危重患者的热量供给具有一定的指导作用。

【评估内容】年龄、APACHE Ⅱ 评分、SOFA 评分、并发症数量、入住 ICU 前住院天数、IL-6 评分。

表 1-4 NUTRIC 评分表

变量	范围	得分
年龄（岁）	< 50	0 分
	50– < 75	1 分
	> 75	2 分
APACHE Ⅱ 评分（分）	< 15	0 分
	15– < 20	1 分
	20–28	2 分
	> 28	3 分
SOFA 评分（分）	< 6	0 分
	6– < 10	1 分
	> 10	2 分
并发症的数量	0–1	0 分
	> 2	1 分
入住 ICU 前的住院天数（天）	0– < 1	0 分
	> 1	1 分
IL-6	0– < 400	0 分
	>400	1 分

☆ 有 IL-6 数据

总分	分级	临床意义
6 ~ 10	高分	提示预后不良（高死亡率、机械通气时间） 此类患者易从积极的营养支持中获益
0 ~ 5	低分	此类患者营养不良风险小

☆ 除外 IL-6

总分	分级	临床意义
5 ~ 9	高分	提示预后不良（高死亡率、机械通气时间） 此类患者易从积极的营养支持中获益
0 ~ 4	低分	此类患者营养不良风险小

（三）微型营养评定法（MNA）

【适用对象】老年人、社区人群。

【筛查优点】无创、标准量化、尺度清晰。

【不足之处】① 评分条目过多，老年人使用繁琐；② 评分项目包含非定量标准，易出现误判。

【评估内容】包括 4 个方面 18 个项目：

（1）整体测量：BMI、上臂肌围、小腿周径、近 3 个月体重减少等 4 项。

（2）总体评价：生活类型、医疗及疾病情况、用药情况、活动能力、神经精神疾病等 6 项。

（3）饮食评价：食欲、餐次、食物类型及液体摄入量、自主进食情况等 6 项。

（4）自身评价：对自身健康及营养状况的评价 2 项。

表 1-5　MNA 评分法

整 体 评 价		得分
1. 体重指数（kg/m^2）	0 分 BMI < 19　　　1 分 BMI 19~21 2 分 BMI 21~23　　　3 分 BMI ≥ 23	
2. 上臂肌围（cm）	0 分 MAC < 21　　　0.5 分 MAC 21~22 1 分 MAC > 22	
3. 小腿周径（cm）	0 分 CC < 31　　　1 分 CC ≥ 31	
4. 近 3 个月来体重减少	0 分 体重减少 > 3 kg　　　1 分 不知道 2 分 体重减少 1~3 kg　　　3 分 体重无减少	
总 体 评 价		
5. 生活自理	0 分 = 否　　　1 分 = 是	
6. 每天服用 3 种以上处方药	0 分 = 是　　　1 分 = 否	
7. 近 3 个月来心理疾患或急性疾病	0 分 = 是　　　1 分 = 否	
8. 活动能力	0 分 = 卧床或坐椅子 1 分 = 能离床或离椅子但不能出门 2 分 = 能出门	
9. 神经心理问题	0 分 = 严重痴呆或抑郁　　　1 分 = 轻度痴呆 2 分 = 无心理问题	
10. 皮肤溃疡	0 分 = 是　　　1 分 = 否	
饮 食 评 价		
11. 每天几餐？	0 分 = 1 餐　　　1 分 = 2 餐　　　2 分 = 3 餐	

续表

12. 蛋白质摄入的指标 是否每天至少一次摄入牛奶、奶酪或酸奶? 是否每周2次或以上摄入豆类或蛋类食品? 是否每天摄入肉、鱼、活禽类?	0分 =0～1个是　　0.5分 =2个是 1分 =3个是
13. 每天2次或以上食用蔬菜或水果?	0分 = 否　　1分 = 是
14. 近3个月来是否因厌食、消化、咀嚼或吞咽困难致摄入减少	0分 = 严重食欲不振 1分 = 中度食欲不振 2分 = 轻度食欲不振
15. 每天饮水量（杯）	0分 ≤3杯　　0.5分 =3～5杯　　1分 ≥5杯
16. 进食情况	0分 = 进食需要别人帮助 1分 = 进食需要帮助但较困难 2分 = 进食困难
<div align="center">**自 我 评 价**</div>	
17. 是否自认为有营养问题	0分 = 严重营养不良 1分 = 中度营养不良或不知道 2分 = 轻度营养不良
18. 与同龄人相比较自身的营养状况	0分 = 不很好　　0.5分 = 不知道 1分 = 一样好　　2分 = 更好
微型营养评定（MNA）满分30分	MNA >24分 营养状况良好; 17分 <MNA <24分 为存在营养风险; MNA <17分 为营养不良

以上18项总分30分，评分标准如下:

- MNA值 >24分，提示营养状况良好;

- 17分≤ MNA值≤ 23.5分，提示潜在营养不良;

- MNA值 <17分，提示营养不良。

（四）微型营养评估精法（MNA-SF）

MNA-SF与MNA有很好的相关性，有很好的灵敏度、特异度、指标、容易测量，可作为MNA的初筛试验，用于人群营养不良的流行病学检查。由于MNA条目繁多，不利于老年人记忆，2001年Rubenstein等人将MNA量表进一步简化，对其中的18项条目的相关内容与评定结果进行Logistic相关分析，得到6条相关性很强的条目（见下方评估内容）。

【适用人群】老年人，社区人群。

【筛查优点】简便。

【不足之处】评价指标不够全面，敏感度低，漏诊率高。

【评估内容】① 近期体重丢失情况；② BMI；③ 急性疾病或应激；④ 活动情况；⑤ 精神状态；⑥ 自主进食情况。

表 1-6　MNA-SF

指标	分值			
近 3 个月体重丢失	> 3 kg 0 分	不知道 1 分	1 ~ 3 kg 2 分	无 3 分
BMI	< 19　0 分	19 ~ 21　1 分	21 ~ 23　2 分	> 23　3 分
近 3 个月有应激或急性疾病	否　0 分	是　2 分		
活动能力	卧床 0 分	能活动，但不愿意 1 分	外出活动 2 分	
精神疾病	严重痴呆抑郁 0 分	轻度痴呆 1 分	没有 2 分	
近 3 个月有食欲减退、消化不良、咀嚼吞咽困难等	食欲严重减退 0 分	食欲轻度减退 1 分	无这些症状 2 分	

以上总分共计 14 分：

- 分值 12 ~ 14 分，提示营养状况良好；
- 分值 8 ~ 11 分，提示营养不良风险；
- 分值 0 ~ 7 分，提示营养不良。

（五）营养不良通用筛查工具（MUST）

营养不良通用筛查工具（Malnutrition Universal Screening Tool，MUST）由英国肠外肠内营养协会开发，主要用于蛋白质－热量营养不良及其发生风险的筛查。

【适用人群】适用于不同医疗机构，适用于所有的住院患者。

【筛查优点】① 简易；② 快速（3 ~ 5 min）；③ 适用范围广泛；④ 适合不同专业医务工作者使用；⑤ 对于老年住院患者的病死率和住院时间，有较高的预测价值，即使对无法准确获取 BMI 的老年卧床患者，通过回忆、以往记录、主观评估等方法，MUST 也可对其营养状态具有较好的预见性。

【不足之处】特异性及针对性相对较弱。

【评估内容】体质指数、BMI 评分、体重丢失情况、疾病导致进食减少情况。

表 1-7 营养风险筛查 MUST 评估表

（1）BMI 测定

身高（cm）_____ 体重（kg）_____ BMI _____

○ 0分，BMI ≥ 20.0

○ 1分，18.5 ≤ BMI ≤ 20.0

○ 2分，BMI ≤ 18.5

（2）最近体重丢失情况

○ 0分，最近 3~6 个月内体重丢失在 5% 或以内

○ 1分，最近 3~6 个月内体重丢失介于 5%~10%

○ 2分，最近 3~6 个月内体重丢失在 10% 或以上

（3）因急性疾病影响导致禁食或摄入不足超过 5 天

○ 0分，否

○ 2分，是

以上三项相加：

总分 0 分者："低"营养风险状态，需定期进行重复筛查

总分 1 分者："中等"营养风险状态，需记录 3 天膳食摄入状况并重复筛查

总分为 2 分或以上者："高"营养风险状态，需接受营养干预

营养风险状态_____ 总分_____ 医生_____

三、营养评定

营养评定（nutritional assessment）可以对患者进行全面的营养状态评估，判定机体的营养状况，确定营养不良的危险及程度，评估营养不良所致的危险性，监测营养支持的疗效，评定患者的营养状态是营养治疗的第一步，是考察营养治疗的方法。

（一）营养评定内容

1. 病史。

2. 实验室检查。

3. 疾病状况。

4. 功能评价。

5. 液体管理。

6. 机体组成。

（二）营养不良类型

1. 能量缺乏型

以能量不足为主，表现为皮下脂肪和骨骼肌显著消耗和内脏器官萎缩，称

为消瘦型营养不足，又称为 Marasmus 综合征。

2. 低蛋白质营养不良

蛋白质缺乏而能量尚属正常称为水肿型营养不足，又称 Kwashiorkor 综合征，也称蛋白质营养不良，表现为血浆蛋白质水平下降、水肿、皮肤病、免疫功能受损等，后期可发生心、肝、肾等重要器官功能不全，可合并神经系统症状。

3. 混合型营养不良

能量与蛋白质均缺乏者称为混合型营养不良，这是最常见的营养不良。

（三）评定方法

1. 体重

体重变化可直接反映营养状态，但应排除脱水或水肿等影响因素。标准体重与性别、身高及体型有关，可用以下公式推算：

（1）计算方法：理想体重公式（IBW）：

$$男性 = 50 \text{ kg} + [2.3 \text{ kg} \times (身高 \text{ cm} - 152)] / 2.54$$

$$女性 = 45.5 \text{ kg} + [2.3 \text{ kg} \times (身高 \text{ cm} - 152)] / 2.54$$

（2）意义：根据实际体重与标准体重比值评定营养状态。轻度营养不良比值在 80% ~ 90% 之间，中度营养不良比值在 70% ~ 80% 之间，重度营养不良比值低于 70%。

2. 肱三头肌皮肤褶皱厚度（TSF）

（1）测量方法：患者站立，右臂自然下垂，患者也可卧床，右前臂横置于胸部，应采用同一位置多次测量。取肩峰尺骨与鹰嘴间的中点，检测者用拇指和食指捏起皮肤和皮下组织，使皮肤皱褶方向与上臂长轴平行，卡尺固定接触皮肤 3 秒后再读数，取 3 次平均值。

（2）意义：正常参考值：女性 14.9 ~ 18.1 mm，男性 11.3 ~ 13.7 mm。＜60% 为重度营养不良，60% ~ 80% 为中度，80% ~ 90% 为轻度。

3. 上臂肌围（AMC）

（1）方法：按上述姿势测量上臂中点的周长，AMC= 上臂中点周径（cm）- 0.314 × TSF（mm）。

（2）意义：反映机体肌肉储存情况的指标。

4. 握力测定

（1）方法：用握力计测定握力大小。

（2）意义：反映肌肉功能的指标，正常男性握力≥35 kg，女性握力≥23 kg。

5. 内脏白蛋白测定

（1）方法：包括血清白蛋白（AIB）、转铁蛋白（TFN）浓度测定。

（2）意义：营养不良时该测定值均有不同程度下降，白蛋白的半寿期较长，转铁蛋白及前清蛋白的半寿期均较短，后者常能反映短期内的营养状态变化。

6. 淋巴细胞计数

（1）方法：外周血淋巴细胞计数。

（2）意义：正常值为$(2.5 \sim 3.0) \times 10^9$/L，$(1.5 \sim 1.8) \times 10^9$/L 为轻度营养不良，$(1.5 \sim 0.9) \times 10^9$/L 为中度营养不良，$< 0.9 \times 10^9$/L 为重度营养不良。

7. 氮平衡测定

（1）计算公式：氮平衡＝氮摄入量［静脉输入氮量或口服蛋白质(g)/6.25］－氮排出量（尿中尿素氮＋4 g）。

（2）意义：正、负值分别代表正氮平衡和负氮平衡，可用于指导营养支持治疗。氮平衡＞0 机体处于合成代谢状态，氮平衡＜0 机体处于分解代谢状态。

8. 肌酐 / 身高指数

（1）计算方法：
$$\frac{24 \text{ h 实际排出的尿肌酐量（mmol）}}{\text{标准的 24 h 尿肌酐排出量（mmol）}} \times 100$$

（2）意义：可判定体内肌肉量。

【参考文献】

[1] Cederholm T, Bosaeus I, Barazzoni R, et al. Diagnostic criteria for malnutrition-an ESPEN consensus statement[J]. Clinical Nutrition, 2015, 34（3）: 335–340.

[2] Kondrup J, Allison S P, Elia M, et al. ESPEN guidelines for nutrition screening 2002[J]. Clinical Nutrition, 2003, 22（4）: 415–421.

[3] McClave S A, Taylor B E, Martindale R G, et al. Guidelines for the provision and assessment of nutrition support therapy in the adult critically ill patient: Society of Critical Care Medicine（SCCM）and American Society for Parenteral and Enteral Nutrition（ASPEN）[J]. Journal of Parenteral and Enteral Nutrition, 2016, 40（2）: 159–211.

[4] Donini L M, Poggiogalle E, Molfino A, et al. Mini-nutritional assessment, malnutrition universal screening tool, and nutrition risk screening tool for the nutritional evaluation of older

nursing home residents［J］. Journal of the American Medical Directors Association, 2016, 17（10）：959. e11-959. e18.

第二节　胃肠道功能的判断及分级

2012 年 欧 洲 重 症 医 学 会（European Society of Intensive Care Medicine，ESICM）将胃肠功能定义为消化、吸收、屏障、免疫及内分泌的功能，认为血流灌注、胃肠道的分泌及蠕动、肠道－微生物协调的相互作用是保证肠道功能的重要因素。并指出，胃肠功能障碍是描述发生在 ICU 之外的大部分胃肠道症状和诊断。对于重症患者，建议用"急性胃肠损伤"（acute gastrointestinal injury，AGI）分级，是指由急性疾病引起的重症患者胃肠道功能的损伤。AGI 分级反应胃肠功能障碍较为敏感，临床应用 AGI 分级在一定程度上可提示患者疾病程度及预后情况。本章节就胃肠道功能判断与分级方法进行描述。

【评估】

1. 评估患者的病情、意识状态、自理和合作程度等。

2. 评估患者胃管、尿管是否在位通常。

3. 评估有无影响判断胃肠道功能的干扰因素，如：使用泻药等。

【目的】

1. 初步评估患者胃肠道功能，指导早期肠内营养方案的制定。

2. 对胃肠道损伤进行早期干预，减少并发症发生，改善不良预后。

【计划】

1. 护士准备

衣帽整洁，洗手戴口罩。

2. 物品准备

听诊器、无菌治疗盘、一次性 20 ml 空针、生理盐水 20 ml、无菌手套、一次性无菌尿液引流袋、一次性无菌治疗巾、碘伏、棉签、尺、治疗单（图 1-1）。

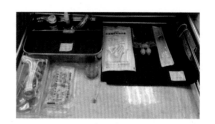

图 1-1　物品准备

3. 环境准备

病室安静整洁，光线充足，适宜操作，关闭门窗（或拉窗帘），请无关人员回避，保护患者隐私。

【实施】

1. 自我介绍，双向核对，向患者解释操作目的。

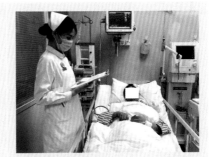

2. 腹部查体，询问患者有无腹胀、腹痛，有无排气。

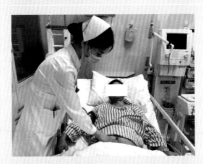

3. 听诊肠鸣音。

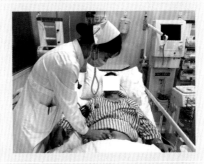

4. 若患者自觉腹胀，测量膀胱压。

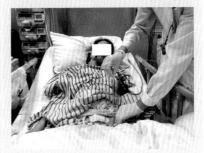

5. 询问患者有无恶心呕吐，胃肠减压患者测量胃残留量（GRV）。

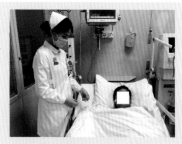

6. 观察胃内容物及大便颜色。

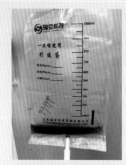

7. 查看每日大便次数及量。

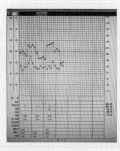

8. 整理床单位，协助患者取舒适卧位。

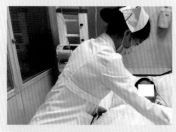

9. 快速手消毒。

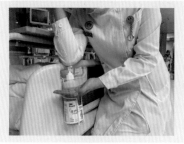

续表

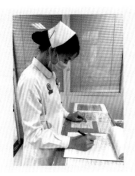

10. 根据胃肠损伤分级表进行评估。

【AGI 分级】

1. 2012 年欧洲重症医学会制定了 AGI 分级（表 1-7）

表 1-7 急性胃肠损伤分级

分级	临床表现
AGI 0 级	无下列临床表现
AGI Ⅰ 级（存在胃肠道功能障碍或衰竭的危险因素）：有明确病因、暂时的、胃肠道功能部分受损	恶心
	呕吐
	肠鸣音减弱（1 次 /1～3 min）或消失（持续 3～5 min 未闻及）
	大便次数减少或不排大便
	自觉腹胀
AGI Ⅱ 级（胃肠功能障碍）：胃肠道不具备完整的消化和吸收功能，无法满足机体对营养物质和水的需求	胃轻瘫伴胃潴留（4 h 胃残余量超过 150 ml）
	腹泻（>3 次 / 日，且 >250 g/d）
	患者自觉腹胀，下消化道麻痹（>3 天无排便或腹部液气平）
	腹内压（IAP）：12～15 mmHg
	胃内容物或粪便隐血阳性
	喂养不耐受，尝试肠内营养 3 天未达 20 kcal/（kg·d）目标量
AGI Ⅲ 级（胃肠功能衰竭）：干预处理后，胃肠功能仍不能恢复，患者一般状况没有改善	持续喂养不耐受，尝试肠内营养 7 天未达到 20 kcal/（kg·d）
	大量胃潴留（4 h GRV > 300 ml 或 GRV > 1 000 ml/d）
	麻痹性肠梗阻、肠道扩张出现或恶化（横结肠直径 >6 cm 或盲肠直径 >9 cm 或小肠直径 >3 cm）
	IAP：15～20 mmHg
	腹腔灌注压（APP）下降 <60 mmHg
	原有脏器功能恶化或（和）新增脏器功能障碍

续表

分级	临床表现
AGI Ⅳ级（胃肠功能衰竭伴有远隔器官功能障碍）：急性胃肠损伤逐步进展，多器官功能障碍综合征和休克进行性恶化，随时有生命危险	肠道缺血坏死
	导致失血性休克的胃肠道出血
	Ogilvies 综合征
	需要积极减压的腹腔间隔室综合征（IAP > 20 mmHg）
	存在大于 3 个器官功能障碍 / 衰竭（不包括胃肠器官）

处理意见：

AGI Ⅰ级：（1）整体情况逐渐改善，除了静脉给予足够的液体外，不需针对胃肠道症状给予特殊的干预措施。

（2）建议损伤后 24 ~ 48 h 尽早给予肠内营养。

（3）尽可能减少损伤胃肠动力的药物，如儿茶酚胺、阿片类药物。

AGI Ⅱ级：（1）腹腔内高压的治疗。

（2）恢复胃肠道功能，如应用促动力药物。

（3）给予肠内营养；如果发生大量胃潴留或反流，可尝试给予少量的肠内营养。

（4）胃轻瘫患者，当胃促动力药无效时，考虑给予幽门后营养。

AGI Ⅲ级：（1）监测和处理腹腔内高压。

（2）排除其他腹腔疾病，如胆囊炎、腹膜炎、肠道缺血。

（3）尽早停用导致胃肠道麻痹的药物。

（4）避免给予早期的肠外营养（住 ICU 前 7 日），以降低院内感染发生率。

（5）需常规尝试性给予少量的肠内营养。

AGI Ⅳ级：保守治疗无效，需要急诊剖腹手术或其他急救处理（如结肠镜减压）。

治疗指南：

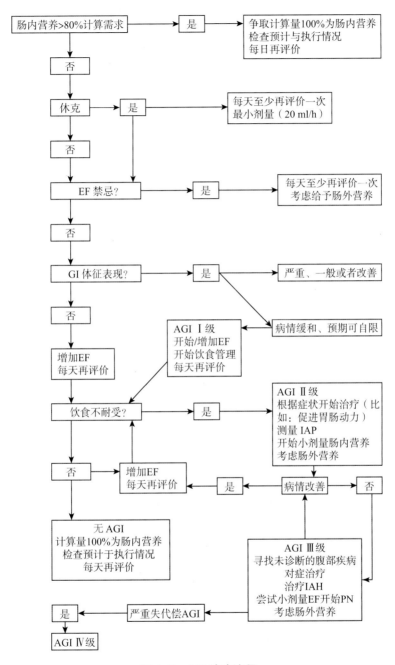

图 1-2　AGI 治疗流程

2. 根据 AGI 分级，东部战区总医院（原南京军区南京总医院）制定了简易胃肠功能评分表（表 1-8）。

表1-8　简易胃肠功能评分

评价内容	计分内容			
分值 （损害程度）	0分 （功能正常）	1~2分 （轻度损害）	3~4分 （中度损害）	5分 （重度损害）
腹胀/腹痛	无	轻度腹胀 无腹痛	明显腹胀， 或腹痛自行缓解，或腹 内压 15~20 mmHg	严重腹胀 或腹痛不能自行缓解 或腹内压 > 20 mmHg
恶心/呕吐	无	恶心但无呕吐	恶心呕吐（不需胃肠减 压）或 GRV > 250 ml	呕吐，且需胃肠减压 或 GRV > 500 ml
腹泻	无	稀便 3~5 次/天， 且量 < 500 ml	稀便 ≥ 5 次/天 且量 500~1 500 ml	稀便 ≥ 5 次/天 且量 ≥ 1 500 ml

　　早期肠内营养可以中和胃酸，利于胃肠道黏膜血流，为患者提供代谢足够的营养物质，利于黏膜愈合，减少有害物质对胃黏膜的攻击，由此可见，早期肠内营养尤为重要。参照简易胃肠功能评分制定了重症患者肠内营养喂养流程（图1-3）：

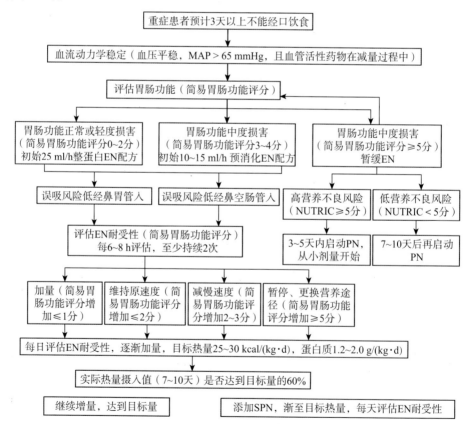

图1-3　重症患者肠内营养喂养流程

3. 根据 AGI 分级标准，吴永红等制订了胃肠道功能障碍分级标准（表 1-9），从腹内压、胃残留量、肠鸣音、大便及腹泻次数等客观指标对危重患者进行胃肠道障碍评估，并据此给予相应的干预措施。

表 1-9　胃肠道功能障碍分级

分级	腹内压	胃残留量	排便	肠鸣音
0 级	< 12 mmHg	< 150 ml	3 天 1 次	> 3 次/分，无腹泻
1 级	12 ~ 15 mmHg	150 ~ 300 ml	4 天未解大便	< 3 次/分，无腹泻
2 级—喂养不耐受	12 ~ 15 mmHg	> 300 ml	5 天未解大便	< 3 次/分
2 级—腹内压高	15 ~ 20 mmHg	> 300 ml	5 天未解大便 每天腹泻 4 ~ 6 次	无
3 级	20 ~ 25 mmHg	> 400 ml，反复呕吐	每天腹泻 6 ~ 10 次	无
4 级	> 25 mmHg		麻痹性肠梗阻 腹泻 > 10 次/天	无

腹内压测量频次：

急性胃肠道功能损伤评分 0 级患者，每日测量 2 次腹内压；

1 级和 2 级喂养不耐受患者，每日测量 4 次腹内压；

2 级腹内压高患者及 2 级以上患者，每 4 h 测量 1 次腹内压。

根据患者胃肠道功能障碍分级实施营养支持：

（1）急性胃肠功能障碍 0 级者：立即进行肠内营养，按常规喂养量进行喂养，常规喂养量 = 体重（kg）×（25 ~ 30）kcal/（kg·d）。

（2）急性胃肠道功能障碍 1 级者：肠内营养喂养标准为常规喂养量的 75%，先用 10% 葡萄糖注射液 100 ml 进行过度喂养，每 4 h 回抽胃残留量，胃残留量 < 150 ml 后按全量喂养。

（3）急性胃肠道功能障碍 2 级—喂养不耐受患者：暂停喂养，每 4 h 回抽胃残留量，当胃残留量 < 150 ml，肠内营养喂养标准为常规喂养量的 50%；当胃残留量 > 150 ml，继续暂停喂养。

（4）急性胃肠道功能障碍 2 级—腹内压高者：禁食，每 4 h 测量腹内压，当腹内压 < 15 mmHg 后，回抽胃残留量，当胃残留量 < 150 ml，肠内营养喂养标准为常规喂养量的 25%。

（5）急性胃肠道功能障碍3级者：禁食，导泄，灌肠，同时给予芒硝外敷，每4 h测量腹内压。

（6）急性胃肠道功能障碍4级者：禁食，进行体液复苏、穿刺引流，必要时进行手术开腹减压。

【参考文献】

［1］Blaser A R, Malbrain M L, Starkopf J, et al. Gastrointestinal function in intensive care patients: terminology, definitions and management. Recommendations of the ESICM Working Group on Abdominal Problems［J］. Intensive Care Medicine, 2012, 38（3）: 384–394.

［2］马晓春. 欧洲危重病学会（2012）急性胃肠损伤共识解读［J］. 临床外科杂志, 2013, 21（3）: 159–161.

［3］朱承睿, 栾正刚, 尹晓晗, 等. 急性胃肠损伤分级对疾病严重程度及预后评估价值研究（附296例报告）［J］. 中国实用外科杂志, 2015, 35（5）: 531–533.

［4］倪莹莹, 王首红, 宋为群, 等. 神经重症康复中国专家共识（上）［J］. 中国康复医学杂志, 2018.

［5］闵桂林. 早期肠内营养对严重创伤致急性胃肠损伤患者的临床疗效［J］. 创伤外科杂志, 2018, 20（12）: 939–940.

［6］吴永红, 高燕, 李勇, 等. 胃肠道功能障碍分级干预在危重症患者中的应用［J］. 中华护理杂志, 2018, 53（4）: 423–427.

第三节　误吸风险的评估

误吸是指进食或非进食时，在吞咽过程中有数量不等的液体或固体食物、分泌物、血液等进入声门以下的呼吸道的过程。国内文献报告，住院患者误吸发生率为14.57%。ICU患者由于疾病原因需要置入各种管道，如胃管、人工气道等，人为破坏了患者的吞咽功能。有研究证实，患者在肠内营养支持治疗期间容易发生误吸，进一步导致吸入性肺炎的发生，机械通气期间发生误吸的风险高达11.4%。

误吸分为显性误吸和隐性误吸，显性误吸是指误吸后患者即刻出现刺激性呛咳、气促，甚至发绀、窒息等表现。而不伴有咳嗽的误吸则称为隐性误吸。由于其临床症状不明显，临床护理人员难以及早发现和识别，这在很大程度上增加了误吸的风险。因此，加强 ICU 患者误吸风险评估和早期识别尤为重要。

【目的】

1. 运用误吸风险评估量表筛查判断是否存在误吸风险。

2. 对临床高误吸风险患者提供有效防范措施，降低误吸发生率。

【评估】

1. 评估患者的病情、意识状态、自理和合作程度等。

2. 评估患者误吸相关危险因素。

【工具】

表 1-10　误吸风险因素评估表

危险因素	得分 0	得分 1	得分 2	护理措施
年龄	☐ < 65 岁	☐ 65 ~ 79 岁	☐ > 79 岁	☐ 进食管理：体位、饮食种类速度等；☐ 健康教育
意识	☐ GCS >12 分	☐ GCS 9 ~ 12 分	☐ GCS < 12 分	☐ 进食管理；☐ 健康教育；☐ 胃肠道营养支持
误吸史	☐ 无	☐ 有		☐ 健康教育
吞咽功能评估：先饮一勺水，量约5 ml，重复三次。3 次吞咽中有 2 次或 3 次完全正常；再饮一杯水，量约 60 ml	☐ 无异常	☐ 吞咽中或后咳嗽 ☐ 吞咽中或后喘鸣 ☐ 吞咽后喉声音哽噎或不能发声 ☐ 误吸	☐ 水流出口外 ☐ 缺乏吞咽动作 ☐ 咳嗽 ☐ 呛咳 ☐ 气促、呼吸困难 ☐ 饮水后发音异常，如湿性发音	1. 吞咽功能基础训练：☐ 面部运动肌肉训练 ☐ 舌运动训练 ☐ 空吞咽训练 ☐ 声门上吞咽训练 ☐ 呼吸训练 2. 进食训练：☐ 坐位或半卧位进食 ☐ 进食时头向前屈 20° ~ 30°，避免颈后仰 ☐ 从健侧进食 ☐ 进食工具为扁平勺 ☐ 每次进适量一口量为 3~5 ml ☐ 进食后空吞咽几次 ☐ 从楔形食物开始
自主咳嗽	☐ 正常	☐ 减退	☐ 消失	☐ 及时清除口腔、呼吸道分泌物
呕吐	☐ 无	☐ 偶尔呕吐	☐ 频繁呕吐	☐ 呕吐时头偏一侧
经口进食体位	☐ 坐卧位	☐ 半卧位	☐ 小于 30°	☐ 病情允许，进食体位为坐位或半卧位 ☐ 进食指导：控制速度、入口量、进食时颈向前屈 20° ~ 30°，避免颈后仰

续表

危险因素		得分 0	得分 1	得分 2	护理措施
经胃管营养支持	体位	☐ >45°	☐ 30°~45°	☐ <30°	☐ 体位：床头抬高至少 30°~45°
	输注方式		☐ 营养泵泵入	☐ 直接输注	☐ 鼻饲前回抽胃残余量： >50 ml 减慢滴速 >200 ml，暂停营养
	胃潴留	☐ <50 ml	☐ 50~200 ml	☐ >200 ml	☐ 每4人检查一次胃残余量 ☐ 应用营养泵匀速滴入。根据胃肠功能、耐受性调整滴速
	翻身叩背吸痰		☐ 鼻饲前后半小时	☐ 鼻饲中	☐ 翻身叩背前，暂停营养液泵入 ☐ 留置胃管根据常规长度延长插入深度 7~10 cm 或改用鼻肠营养管
人工气道		☐ 有声门下吸引	☐ 无声门下吸引		☐ 及时清除呼吸道分泌物 ☐ 进行声门下吸引
		☐ 气囊压力充足	☐ 气囊压力不足		☐ 每4h监测气囊压力，充足的气囊压力 25~30 cmH$_2$O ☐ 口腔护理前测气囊压力，保证充足的气囊压力
		☐ 无机械通气	☐ 有机械通气		☐ 每日口腔护理4次
合计总分					签名：　　　日期：

表 1-11 吞咽功能评估量表（GUSS）

第一步：

	是	否
警惕 （患者是否有能力保持 15 min 注意力）	☐ 1	☐ 0
主动咳嗽/清嗓子 （患者应该咳嗽或清嗓子两次）	☐ 1	☐ 0
吞咽口水：成功吞咽	☐ 1	☐ 0
流口水	☐ 0	☐ 1
声音改变 （嘶哑，过水声，含糊，微弱）	☐ 0	☐ 1
总计：		
1~4分：进一步检查 5分：进入第二步		

续表

第二步:

按下面的顺序:	1→	2→	3→
	糊状食物★	液体食物★★	固体食物★★★
吞咽: • 不能 • 延迟（>2 s，固体>10 s） • 成功吞咽	☐ 0 ☐ 1 ☐ 2	☐ 0 ☐ 1 ☐ 2	☐ 0 ☐ 1 ☐ 2
咳嗽（不由自主）: （在吞咽前、吞咽时、吞咽后 ~3 min 后） • 是 • 否	☐ 0 ☐ 1	☐ 0 ☐ 1	☐ 0 ☐ 1
流口水 • 是 • 否	☐ 0 ☐ 1	☐ 0 ☐ 1	☐ 0 ☐ 1
声音改变:（听患者吞咽之 前和之后的声音，他应该说 "0"） • 是 • 否	☐ 0 ☐ 1	☐ 0 ☐ 1	☐ 0 ☐ 1
总计:	5分	5分	5分
	1~4分: 进一步检查 5分: 继续用液体	1~4分: 进一步检查 5分: 继续用固体	1~4分: 进一步检查 5分: 正常

总合计（直接和间接吞咽测试）: _____（20 分）

★	首先给予患者 1/3~1/2 勺半固体食物，如果给予 3~5 勺没有任何症状，则进行下面的评估
★★	饮用 3、5、10、20 ml 水，如果没有症状急性给予 50 ml 水，50 ml 水应以患者最快速度进食
★★★	一小片面包，重复 5 次。10 秒时间限制包括口腔准备期。内镜观察有无蘸有色液体的干面包

GUSS 评价

分值	表现	严重后果	建议
20 分	成功吞咽糊状，液体和固体食物	轻微的或没有吞咽困难，吸入性肺炎的可能最小	· 正常饮食 · 定时给予液态食物（第一次在语言治疗师或有经验的神经科护士的监督下进食）
15~19 分	成功吞咽糊状和液态食物，但不能成功吞咽固态食物	轻微吞咽困难，有很小的吸入性肺炎的风险	· 吞咽障碍饮食（浓而软的食物） · 比较慢的摄入液态食物：一次一口 · 使用透视（VFES）或内镜（FEES）做吞咽检查 · 听语言治疗师的指导

续表

分值	表现	严重后果	建议
10～14分	吞咽糊状食物成功，但不能吞咽液态和固态食物不能吞咽	有些吞咽困难，有吸入性肺炎的可能	吞咽困难的饮食顺序： ·固态的如同婴儿的食物，额外的静脉营养 ·所有的液态食物必须浓 ·药丸必须研碎混入浆液 ·禁用液态药物 ·进一步吞咽功能评估（透视，内镜） ·语言治疗师的指导 补充包括可以经鼻胃管或静脉营养
0～9分	初步调查不成功或不能吞咽糊状食物的	严重吞咽困难，有较高吸入性肺炎的风险	·NPO（禁止经口进食） ·进一步吞咽功能评估（透视，内镜） ·语言治疗师的指导 补充包括可以经鼻胃管或静脉营养

误吸目前评估工具主要针对的是脑血管疾病的患者，而对于 ICU 患者，尤其是意识障患者，尚缺乏全面、系统的误吸风险评估工具。结合 ICU 患者的特点，运用 Delphi 法构建 ICU 患者误吸风险评估体系，以期为 ICU 患者的误吸风险评估工作提供一定的参考依据（表 1-12）。

表 1-12　ICU 患者误吸风险评估体系

一级指标	二级指标	二级指标下的等级条目	风险性赋分值
自身因素	年龄	＜55 岁	0
		55～70 岁	1
		＞70 岁	2
	意识状态	GLS＞12 分	0
		GLS 9～12 分	1
		GLS≤8 分	2
	基础疾病	阿尔茨海默病	1
		严重肺部感染	1
		严重脑外伤	1
		帕金森病	2
自身因素	基础疾病	脑卒中	3
		重症肌无力	3
		胃食管反流病	3
	误吸史	曾有过	3
		无	0

续表

一级指标	二级指标	二级指标下的等级条目	风险性赋分值
进食管理	吞咽功能	Ⅰ级	1
		Ⅱ级	2
		≥Ⅲ级	3
	进食途径	自主进食	2
		使用辅助器具	1
		鼻胃管	1
		鼻肠管	0
	喂养方式	营养泵泵入	1
		注洗器注入	2
	进食体位	床头抬高≥30°	0
		床头抬高<30°	2
	进食温度	38～40℃	0
		<38℃或>40℃	1
	进食量	泵入>150 ml/h	1
		注入>200 ml/h	2
	进食时机	翻身拍背后30 min内	1
		吸痰后30 min内	2
		纤支镜治疗后60 min内	3
	胃残余量	<100 ml	0
		100～200 ml	1
		>200 ml	2
	鼻饲管置入长度	前额发际至剑突	1
		前额发际至剑突加10 cm	0
	鼻饲管固定在位	在位	0
		未在位	3
气道管理	通气方式	气管切开	1
		无创通气	2
		气管插管	3
	气囊压力	25～30	0
		<25 cmH$_2$O 或 >30 cmH$_2$O	1
	口腔情况	清洁无异味	0
		口中有残存食物	1
		口腔分泌物较多	1

续表

一级指标	二级指标	二级指标下的等级条目	风险性赋分值
药物使用情况	镇静镇痛药	镇静评分3～4分	1
		镇静评分<3分或>4分	2
	促胃排空药	使用	0
		未使用	1
	肌松剂	使用	1
		未使用	0

【参考文献】

［1］陈良清，张钦缔.脑卒中患者预防误吸的研究现状［J］.护理实践与研究，2016，13（4）：27-30.

［2］夏文兰，白姣姣.住院患者误吸发生现况的调查研究［J］.护理研究，2009，23（31）：2848-2849.

［3］何彬，阮宏兵，贺琳娜.集束化综合护理方案预防机械通气患者肠内营养期间发生误吸的效果分析［J］.现代医药卫生，2015，31（23）：3632-3634.

［4］米元元，沈月，等.机械通气患者误吸预防及管理的最佳证据总结［J］.中华护理杂志，2018，53（7）：849-856.

［5］吴巧媚，张利娟，郑静霞.基于Delphi法ICU患者误吸风险评估体系的构建［J］.护理学报，2018，25（2）.

［6］何淑红，刘巧珍，刘寒芳，等.急危重症患者误吸风险的早期判断与风险防范管理［J］.中医药管理杂志，2016，24（12）：82-83.

第二章　肠内营养路径的建立与选择

营养是生物生长、生存的基础，是患者抵御外来侵害、维护生理功能、修复组织、恢复健康的底物。对存在营养风险和营养不良的高风险患者，及早选择最佳营养途径和施行营养计划，是提高营养支持治疗效果、降低并发症发生率、减少住院时间和医疗费用，以及提高患者生活质量的必要策略和保障。当胃肠功能允许时，肠内营养是营养支持的首选途径。

人体消化道是一条很长的肌性管道，从口腔起依次延续为咽、食管、胃、小肠（空肠、回肠）、大肠（盲肠、阑尾、结肠、直肠），止于肛门，具体长度如图 2-1 所示。

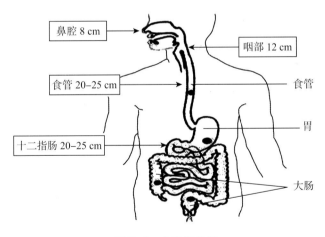

图 2-1　人体消化道

肠内营养置管的原则是：肠内营养使用时间少于 4 周，可选择放置鼻胃管或鼻肠管；如果肠内营养使用时间超过 4 周，宜经皮放置胃造口管或空肠造口管。存在胃反流误吸的危险时，建议将肠内营养管的尖端放置到幽门后，肠内营养的途径如图 2-2 所示。选择何种喂养途径应依据患者的病情、耐受性、预计需要管饲的持续时间，在满足肠内营养需要的前提下，选择置管方式尽量简单、方便，减少对患者的损害，选择使患者舒适和有利于长期带管的营养途径。肠内营养途径决策如图 2-3 所示。

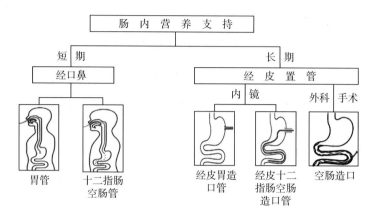

图 2-2　肠内营养途径

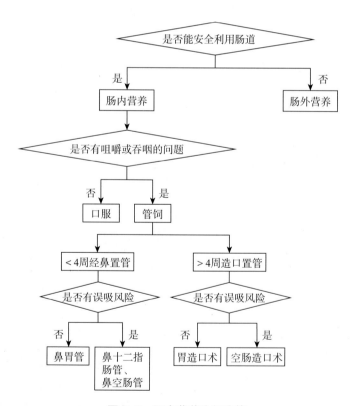

图 2-3　肠内营养途径决策

第一节　胃管的建立与维护

【胃的解剖】

胃介于食管腹段与十二指肠之间，是消化管中最膨大的部分，成年胃容积大约为 1 500 ml。

胃可分为占胃大部分的垂直部（包括贲门部、胃底和胃体部）和占胃小部分的水平部（包括胃窦部和幽门），如图 2-4 所示。

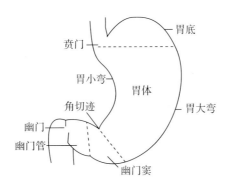

图 2-4　胃的解剖示意图

1. 贲门：距门齿约 40 cm，与第 11 胸椎高度相当，为胃的入口，与食管腹段相连，贲门在食管裂孔下方 2 cm 处。

2. 胃底：胃内的气体充盈于胃底，因此在站立位 X 线平片上或腹部透视时胃底轮廓清晰可见。

3. 胃体：是指胃底与胃窦部之间的部分。

4. 胃窦部：指自胃角切迹向相对应的胃大弯边缘所作的连线，该连线与幽门之间的部分称胃窦部。胃窦部的大弯侧常有一浅沟，此沟的左侧为幽门窦，其右侧为幽门管。

5. 幽门：幽门为胃的出口，向下接十二指肠。幽门位置个体差异性大，且随体位和胃的盈虚情况而有所不同。仰卧位时幽门与第 1 腰椎高度相当，站立位时幽门可达第 3 腰椎高度或更低。胃的环行肌在幽门处增厚形成括约肌，此处的黏膜呈瓣状称为幽门瓣。

6. 胃小弯：延伸于贲门和幽门之间，构成胃的右上缘，由于胃小弯从贲门开始垂直向下至肝网膜结节的下方转弯向右呈水平位，在垂直走向改为水平走向之间构成角切迹。

7. 胃大弯：构成胃的上缘、左缘和下缘，大弯从贲门切迹开始弧形往上构成胃底的上缘。

【胃的运动功能】

1. 胃排空

食物由胃排入十二指肠的过程称胃排空，正常情况下食物进入胃 5 min 即有部分被排入十二指肠，其排出速度因食物理化性状而异，水可以非常快地被胃排空，而含营养素的液体排空则较为缓慢，含有蛋白质的液体和固体物质排空则更为缓慢，含有脂肪的液体和固体物质排空最慢，混合食物由胃完全排空需要 4 ~ 6 h。

2. 蠕动

通过一种缓慢而持续的紧张性收缩把固体食物推向幽门，胃窦部蠕动性收缩波把食物进一步向幽门推进，较小的食物进入十二指肠，较大的食物被幽门口肌肉强有力的收缩逆向推回，通过进一步液化和研磨使之最终通过幽门。

目前认为，胃内液体食物的排空取决于幽门两侧胃十二指肠腔内的压力差，胃腔内压高于十二指肠腔内压，克服了胃窦、幽门括约肌和十二指肠球部的阻力，才能使胃内液体排至十二指肠。固体食物必须先经胃幽门窦研磨至直径在 2 mm 以下，并经胃内消化液作用，固体食物变为液态食糜后方可排空至十二指肠。

【适应证】

1. 短期（< 4 周）的肠内营养支持。

2. 因神经或精神障碍所致的进食不足及因口咽、食管疾病不能进食的患者。

3. 全肠外营养到肠内营养的过渡。

4. 烧伤、某些消化系统疾病、接受放化疗的患者等。

【禁忌证】

1. 存在不能进行肠内营养的疾病。

2. 严重的胃排空障碍。

【置管技术】

1. 评估

（1）评估患者的病情、意识状态、心理状况、营养状况、胃肠道功能及合作程度。

（2）根据患者病情、肠内营养的预计时间、胃肠功能等情况选择适合的管饲途径。

（3）观察患者鼻腔黏膜有无肿胀、炎症，询问有无鼻中隔弯曲及鼻息肉等。

（4）向患者及家属解释操作的目的、方法、注意事项及配合要点。

2. 操作前准备

（1）护士准备：衣帽整洁、洗手、戴口罩。

（2）物品准备：治疗盘：无菌鼻饲包（治疗碗、弯盘、镊子、压舌板）、一次性胃管、20 ml 或 50 ml 注射器、听诊器、手电筒、治疗巾、润滑油、棉签、胶带、温开水适量。

（3）环境准备：安静、整洁，隔帘遮挡。

3. 操作规程

（1）携用物至患者床旁，核对患者床号、姓名，做好解释。拉上隔帘或设置屏风遮挡，注意保护患者隐私和保温。

（2）协助患者取坐位或半卧位，用湿润棉签清洁鼻腔，将治疗巾围于患者颌下。昏迷患者取平卧位，肩下垫枕，头稍后仰。

（3）置胃管

① 打开鼻饲包，取出胃管，测量插入胃管长度（鼻尖→耳垂→剑突或额头发际正中→剑突，一般 45～55 cm），做好标记。

② 用润滑油润滑胃管前端 14～16 cm，一手持纱布托住胃管，另一手用镊子夹持胃管前端自鼻孔向咽部缓缓插入约 14～16 cm，嘱患者头稍向前屈同时做吞咽动作，将胃管轻轻插入食管内，嘱患者张口，检查胃管有无盘曲在口腔内。若插入不畅，可将胃管抽出少许，再小心插入。若无盘曲，继续随吞咽动作将胃管送入胃内直至预定长度，初步固定胃管。若为昏迷患者，则将患者头部托起，使下颌靠近胸骨柄以增大咽喉通道的弧度便于胃管顺利通过会咽部。插管动作轻柔，避免损伤食管黏膜。

③ 如果患者出现恶心、呕吐反应应暂停插管，不要强行插入，嘱患者深呼吸，待平稳后再继续；若出现咳嗽、呼吸困难、发绀等现象，则考虑误入气管应立即拔管。

④ 核实胃管置入胃内

- 回抽胃液法：将注射器与胃管末端连接，抽吸可见胃液。
- 气过水声法：持听诊器置于患者胃部，用注射器经胃管快速注入 20 ml 空气，可听及"咕咕"的气过水声。

- 气泡逸出法：将胃管末端置于盛水的治疗碗中，未见气泡逸出。

⑤ 关闭胃管末端，用胶布妥善固定胃管于鼻翼及面颊部，使胃管既不易脱出又不妨碍患者活动，做好标记。

4. 注意事项

（1）插管动作轻柔，不可强行插入，以免损伤黏膜。

（2）若为昏迷患者，则将患者头部托起，使下颌靠近胸骨柄以增大咽喉通道的弧度，便于胃管顺利通过会咽部。

（3）插管时严密观察患者反应，如出现恶心、呕吐、暂停插管；如有呛咳、呼吸困难、发绀时立即拔出。

【鼻胃管的护理】

1. 妥善固定

通常使用低过敏性胶布，采用"工"字形或倒"Y"形固定（如图2-5～图2-7），每班评估胃管的置管深度，观察患者胶布固定处皮肤有无红肿，避免胃管向头部翻折而压迫鼻孔上方的皮肤引起压疮。

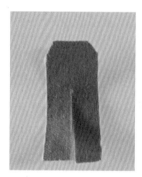 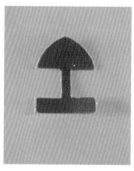 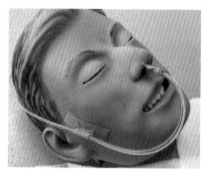

图2-5　倒"Y"形胶布　　图2-6　"工"字形胶布　　　图2-7　鼻胃管的固定

2. 防止堵管

每4～6 h，使用30～50 ml温开水脉冲式手法定时、定量冲洗喂养管，评估胃管的通畅度，发现异常及时处理。

3. 经胃管正确喂药

（1）评估药物性质，将能研碎的药物研碎，充分浸泡溶解。舌下含片、肠溶衣片剂、缓释的剂型不能经喂养管给药。

（2）在给药前停止胃肠营养，冲洗喂养管，鼻胃管要求至少15 ml水，建议用量30 ml。

（3）不要把不同的药片混用，每给一种药后都要冲洗管路，每种药物之间至少用 5 ml 水冲洗。

（4）喂药后冲洗喂养管，开启肠内营养。

（5）在给予一些特殊药物后，建议将喂养管保持一段空管时间：

- 卡马西平：在给药前后保证 2 h 空管时间；
- 环内沙星：给药前至少 1 h，给药后 2 h 空管时间；
- 青霉素 V 钾：给药前至少 1 h，给药后 2 h 空管时间；
- 苯妥英：给药前后 1～2 h 空管时间；
- 华法林：给药前后至少 1 h 空管时间。

4. 防止误吸

（1）输注方式：根据患者病情及考虑其生活便利度，选择连续输注或间歇输注。

（2）喂养途径：对于存在误吸高风险的患者应主动采取干预措施，放置喂养管至胃肠道更远端部位。

（3）体位的选择：为防止误吸的发生，患者在接受 EN 时，若病情允许最好采用 30°～45° 卧位，并于管饲后 30 min 内仍保持半卧位，使用角度测量工具正确评估床头抬高的角度（图 2-8），勿忘操作后及时抬高，平卧位胃肠营养患者较半卧位患者胃液反流增加，取半卧位可将胃内容物误吸降到最低程度。

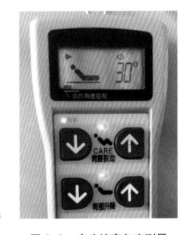

图 2-8　床头抬高角度测量

（4）每 4～6 h 测定胃残余量，尽早发现患者胃排空延迟并采取干预策略，当喂养 48～72 h 后，如果胃残余量呈持续低水平，则可以延长或停止监测胃残余量。

5. 防止导管连接错误

（1）标识清楚：标志应该用大的、粗的字体并且确认的肠内营养标志。例如："肠内营养专用"。

（2）使用专用的营养输注管道，避免使用静脉用输注管道。

6. 鼻胃管留置时间请参照产品说明书。

附：留置鼻胃管操作流程

1. 目的：对不能经口进食且无反流误吸风险患者提供短期喂养途径。

2. 操作流程

（1）评估
核对、评估患者病情、意识状态、营养状况、胃肠道功能，选择适合的管饲途径。

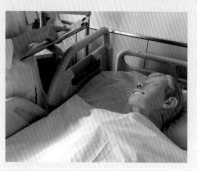

（2）解释签字
解释操作目的、方法、注意事项及配合要点，家属签字。

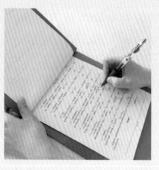

（3）护士准备
衣帽整洁，洗手，戴口罩。

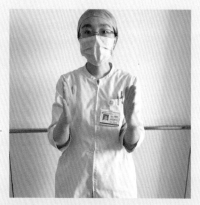

（4）物品准备
治疗盘：无菌鼻饲包（治疗碗、弯盘、镊子、压舌板）、一次性胃管、20 ml 或 50 ml 注射器、听诊器、手电筒、治疗巾、润滑油、棉签、胶带、温开水。

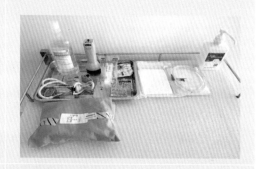

（5）患者准备
核对患者，取半卧位，隔帘遮挡保护隐私。

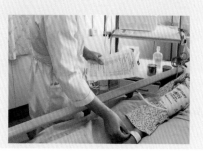

（6）铺巾
清洁鼻腔、铺治疗巾。

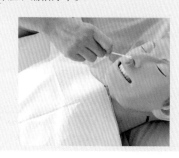

（7）测量
测量插入胃管长度，做好标记。

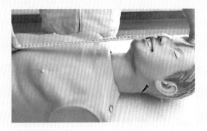

（8）润滑
打开鼻胃管外包装，润滑胃管前端。

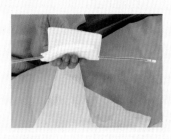

（9）置管
沿一侧鼻孔轻轻插入，到咽喉部（插入14～16 cm）时，嘱患者做吞咽动作，同时将胃管插入胃内。

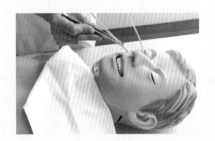

（10）确认位置
方法一：回抽胃液。

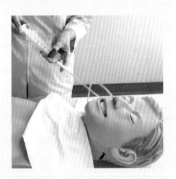

方法二：听气过水声。

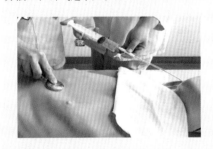

方法三：观察有无气泡逸出。

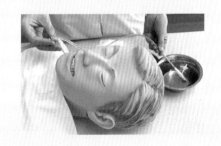

（11）固定
采用"工字形""高举平台法"固定于鼻翼及面颊部。

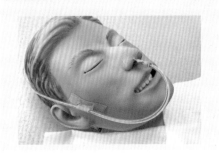

（12）整理
整理床单位，处理用物。

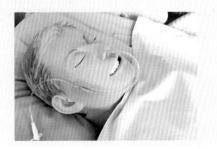

第二节　鼻空肠管的建立与维护

【十二指肠的解剖】

十二指肠为小肠的开端，它是小肠的第一段，介于幽门和十二指肠空肠曲之间。成人十二指肠长约 25～30 cm，大约与成人十二个横指并列的长度相当，由此而得名。十二指肠全段肠管呈"C"形，环抱于胰头周围，分为四个部分。

1. 第一部或上部又称球部：是十二指肠的开始部，其管径约 4～5 cm，是十二指肠中最粗的肠段，与横结肠管径大体相等。十二指肠球部位于第 12 胸椎和第 1 腰之间高度的右侧，走向右后方并略向上至胆囊颈附近即转折向下，移行为十二指肠第二部。

2. 第二部或降部：长约 7.5～10 cm，沿胰头右外侧接近垂直向下行至第 3 腰椎下缘高度处，以几乎呈 90° 的角度转向左方，移行于十二指肠第三部。

3. 第三部或横部又称水平部：十二指肠横部长约 7.5 cm，在第 3 腰椎的右外缘水平方向左上行，沿腹主动脉左侧上升，移行而为第四部。

4. 第四部或升部：为横部的延续，是十二指肠的末端部分，长约 2.5～5 cm，起自第 2 腰椎左侧，向左上沿腹主动脉左侧上升到第 3 腰椎上缘高度，转向前形成十二指肠空肠曲，在横结肠系膜下方与空肠连接（图 2-9）。

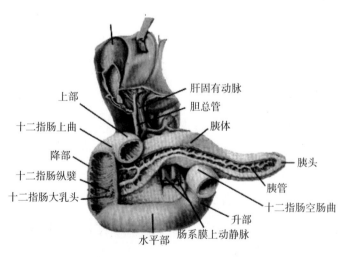

图 2-9　十二指肠解剖示意图

【适应证】

1. 短期（<4周）的肠内营养支持。

2. 肠道功能基本正常而胃功能受损。

3. 误吸风险高或经胃喂养后表现不耐受。

4. 胃瘫。

5. 某些消化系统疾病（如胰腺炎等）无法经胃喂养。

6. 近端胃肠道吻合后，吻合口远端的空肠营养。

【禁忌证】

1. 肠梗阻、肠坏死、肠道穿孔等严重的肠道疾病。

2. 严重腹胀或腹泻，无法耐受肠内营养。

3. 近期有胃、食管手术的患者（不建议使用盲插法），食管静脉曲张。

【置管技术】

1. 手术中置管

接受腹部手术且术后需要较长时间肠内营养的患者，建议术中放置空肠造口管。

2. 胃镜下置管

将营养管经鼻插入约25 cm后，进胃镜将营养管带入胃腔，用异物钳夹住营养管头端，将其推送至十二指肠降部，松开异物钳。夹住营养管管身，再次推送营养管，如此反复多次操作，将营养管送至Treitz韧带以下约20~40 cm后，退出胃镜，固定营养管尾端。

3. 超声引导法

利用便携式超声诊断仪探查胃腔，明确胃体（胃大弯及胃小弯）、胃窦以及幽门位置，将营养管经鼻置入胃内，确认导管进入胃腔后，再次用超声探查明确幽门位置，缓慢推送营养管到达空肠，床旁行X线检测确认导管形态及头端位置良好后，抽出导丝，尾端固定。

4. X线透视下置管

利用胃肠造影，按留置胃管的步骤将管路置入胃部，在X线透视下进一步将鼻胃管尖端放置在近胃幽门处，将超滑导丝由鼻胃管尖端口伸出，依次通过胃幽门、十二指肠，直至Treitz韧带远端约50 cm空肠上段，固定超滑导丝，在其引导下将鼻胃管推送置入空肠上段理想位置后退出超滑导丝。

5. 床边盲插（被动等待法）

即将肠管直接放置于胃中，并预留足够的长度，再应用胃肠动力药促进肠道蠕动，凭借胃肠道的舒张和蠕动功能，使导管随胃肠蠕动顺势进入至空肠内。

6. 胃内注气法

利用向胃内注入空气模拟进食，促进胃蠕动，采用床旁盲视徒手将鼻肠管送过幽门口，使营养管头端进入十二指肠或空肠。

【胃内注气法留置鼻肠管技术】

1. 评估

（1）评估患者的病情、意识状态、心理状况、营养状况、胃肠道功能及合作程度。

（2）根据患者病情、肠内营养的预计时间、胃肠功能等情况选择适合的管饲途径。

（3）观察患者鼻腔黏膜有无肿胀、炎症，询问有无鼻中隔弯曲及鼻息肉等。

（4）向患者及家属解释操作目的、方法、注意事项及配合要点，请家属签字。

2. 操作前准备

（1）护士准备：衣帽整洁、洗手、戴口罩。

（2）物品准备：治疗盘：无菌鼻饲包（治疗碗、弯盘、镊子、压舌板）、螺旋形鼻肠管、20 ml 或 50 ml 注射器、听诊器、手电筒、治疗巾、棉签、胶带、试纸、温开水适量。

（3）环境准备：安静，整洁，隔帘遮挡。

3. 操作规程

（1）携用物至患者床旁，核对患者床号、姓名，做好解释。拉上隔帘或设置屏风遮挡，注意保护患者隐私和保温。

（2）协助患者取坐位或半卧位，用湿润棉签清洁鼻腔，将治疗巾围于患者颌下。昏迷患者取平卧位，肩下垫枕，头稍后仰。

（3）置鼻肠管

① 检查鼻肠管旋转导丝以确保有一定的活动度，将引导导丝完全插入鼻肠管内，使导丝末端连接柄与鼻肠管连接头固定。

② 测量插入鼻肠管长度（鼻尖至耳垂再到剑突或额头发际正中→剑突的距离），做好第一个刻度标记（胃贲门），另外在该标记外 25 cm（十二指肠降部）和 50 cm 处（空肠近端过 Treitz 韧带 15 cm 左右）各做一记号。

③ 鼻肠管前端用无菌生理盐水湿润，水激活润滑鼻肠管前端，使插管更加顺畅。

④ 一手持纱布托住鼻肠管,另一手持鼻肠管前端自鼻孔向咽部缓缓插入约14～16 cm,嘱患者头稍向前屈同时做吞咽动作,将鼻肠管轻轻插入食管内,嘱患者张口,检查鼻肠管有无盘在口腔内。若无盘曲,继续随吞咽动作轻柔地将鼻肠管送入胃内直至第一标记处,确认鼻肠管在胃内(方法同胃管检查法)。

⑤ 协助患者右侧卧位,经导管向胃腔内注入空气,按每千克体重10 ml气体量注气(建议最多不超过500 ml),继而采用螺旋向下的手法缓慢向前推进导管,当鼻肠管推进至第二标记处(75～80 cm),右上腹闻及气过水声提示管端已进入十二指肠的降段,根据治疗需要继续将鼻肠管推进至第三标记处(90～100 cm),左肋腹闻及气过水声提示管端位于十二指肠远段或空肠上段,予以初步固定。

⑥ 鼻肠管判定方法

a. 听诊法

第一听诊区:胃区(剑突下)气过水声减弱或消失;

第二听诊区:脐与剑突连线的中点闻及气过水声提示管端位于幽门附近;

第三听诊区:右上腹闻及气过水声提示管端已进入十二指肠的降段;

第四听诊区:左肋腹闻及气过水声提示管端位于十二指肠远段或空肠上段。

b. 真空试验:经导管注入空气再回抽,如回抽量＜20 ml为阳性,提示已过幽门进入肠道。

c. 回抽液进行pH测试(正常成人胃液pH 0.9～1.8,小肠液pH 8～9):pH＞6提示为肠液,pH＜5为胃液。

⑦ 用胶布妥善固定鼻肠管于鼻翼及面颊部,鼻肠管的置入长度应做好标记。

⑧ 经X线确认鼻肠管的置入位置后,注入20 ml温开水后缓慢撤出导丝,关闭鼻肠管末端。

4. 注意事项

(1)置管动作轻柔,遇到阻力勿强行送管,可回退3～5 cm后,调整方向继续送入。

(2)置管过程中密切观察患者病情变化。

(3)昏迷、带有人工气道或吞咽障碍患者可能存在管路反复盘曲在咽喉部的情况,可采用激素雾化、抬头贴下颌增加咽喉部弧度、局部麻醉、配合喉镜等方式,以利于管路置入。

(4)在X线确认导管位置前,严禁经鼻肠管喂养。

【鼻空肠管的护理】

1. 妥善固定

通常使用低过敏性胶布，采用"工"字形或倒"Y"形固定，每班评估鼻肠管的置管深度，最初摄片后在喂养管出口处做好标记，喂养时观察喂养管外露长度的变化。如果外露长度显著增加，使用其他床旁测试方法来帮助确定喂养管是否移位。如果有疑问，应重新拍片来确定喂养管位置。

2. 防止堵管

每 4～6 h，使用 30～50 ml 温开水脉冲式手法定时定量冲洗喂养管，评估管路的通畅度，发现异常及时处理，不建议使用鼻空肠营养管喂入匀浆膳。

3. 经鼻空肠管正确喂药

（1）评估药物性质，将能研碎的药物研碎，充分浸泡溶解，舌下含片、肠溶衣片剂、缓释的剂型不能经喂养管给药。

（2）给药前停止胃肠营养，冲洗喂养管，建议用量 30～50 ml。

（3）不要把不同的药片混用，每给一种药后都要冲洗管路，每种药物之间至少用 5 ml 水冲洗。

（4）喂药后冲洗喂养管，开启肠内营养。

4. 防止连接错误

（1）标识清楚：标志应该用大的、粗的字体并且确认的肠内营养标志，例如："肠内营养专用"。

（2）使用专用的营养输注管道，避免使用静脉用输注管道。

5. 防止导管移位

对于通过盲视下置入鼻空肠管者，必须经摄片定位后方能安全应用，每次输注营养液前后均应检查鼻肠管外露导管刻度，以确定导管位置。

6. 鼻肠管留置时间请参考产品说明书。

附：胃内注气法留置鼻空肠管操作流程

1. 目的

为误吸风险高或经胃喂养后表现不耐受的患者建立的短期营养通道。

2. 操作流程

（1）评估
核对、评估患者的病情、意识状态、营养状况、胃肠道功能，选择适合的管饲途径。

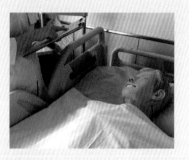

（2）解释签字
解释操作的目的、方法、注意事项及配合要点，请家属签字。

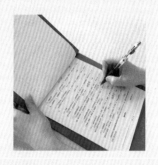

（3）护士准备
衣帽整洁，洗手，戴口罩。

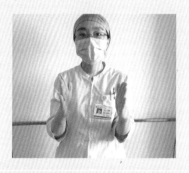

（4）物品准备
无菌鼻饲包（治疗碗、弯盘、镊子、压舌板）、螺旋形鼻肠管、20 ml 或 50 ml 注射器、听诊器、手电筒、治疗巾、棉签、胶带、试纸、温开水适量。

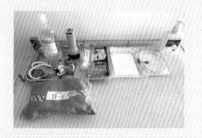

（5）患者准备
核对患者，半卧位，隔帘遮挡保护隐私。

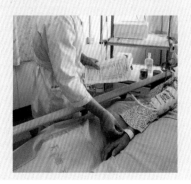

（6）铺巾
清洁鼻腔，铺治疗巾。

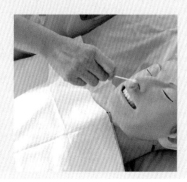

（7）检查
将引导导丝完全插入鼻肠管内，使导丝末端连接柄与鼻肠管连接头固定。

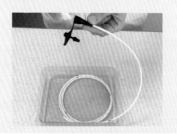

（8）测量
测量鼻肠管进入胃的长度，做好第一个刻度标记（胃贲门）。

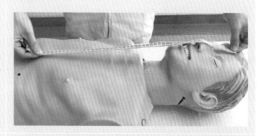

（9）测量
在第一标记处 25 cm（十二指肠降部）和 50 cm 处（空肠近端过 Treitz 韧带 15 cm 左右）各做一记号。

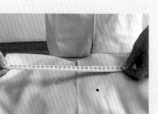
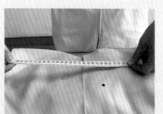

（10）润滑
鼻肠管前端用无菌生理盐水湿润，水激活润滑鼻肠管前端。

（11）置管入胃内
沿一侧鼻孔缓缓插入鼻肠管至第一标记处。

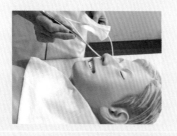

（12）确认位置
方法一：回抽胃液；
方法二：听诊气过水声；
方法三：观察有无气泡逸出。

（13）体位，注气
右侧卧位，向胃腔内注入空气（10 ml/kg），建议最多不超过 500 ml。

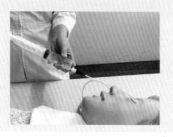

（14）置管过幽门
采用螺旋向下的手法缓慢向前推进导管至第二标记处，根据治疗需要继续将鼻肠管推进至第三标记处。

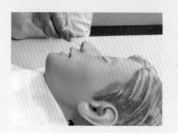

续表

（15）初步判定位置（听诊法）　　　　第二听诊区：幽门区（脐与剑突连线的中点）；
第一听诊区：胃区（剑突下）；

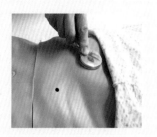 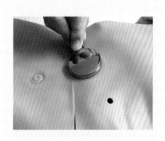

第三听诊区：十二指肠降段（右上腹）；　第四听诊区：十二指肠远端或空肠上段（左肋腹）。

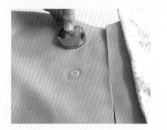 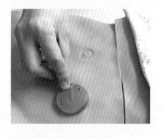

（16）初步判定位置（真空试验）　　　（17）初步判定位置（pH 测试）
经导管注入空气再回抽，如回抽量 < 20 ml
为阳性。

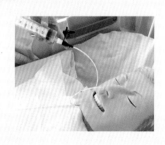 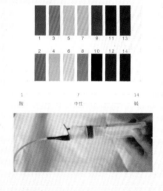

（18）固定　　　　　　　　　　　　　（19）最终定位——X 线
采用"工字形""高举平台法"固定于鼻翼及
面颊部。

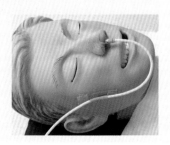 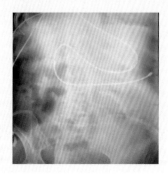

续表

（20）拔除导丝 注入 20 ml 温开水后缓慢撤出导丝。	（21）整理 整理床单位，处理用物。

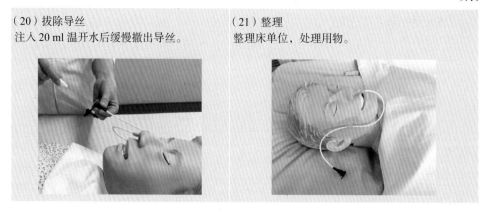

第三节　经皮内镜下 PEG

肠内营养可以经鼻胃管、鼻肠管、胃造口和空肠造口等多种途径进行，其中插入鼻胃管或鼻肠管简便易行，但长期使用易造成患者不适，因此，长期肠内营养时通常需要进行胃造口或空肠造口，患者耐受较好。传统使用手术胃造口的缺点是并发症和病死率高、费用高。1980 年，非手术经皮内镜下胃造口（percutaneous endoscopic gastrostomy，PEG）应用于临床，优点是操作简便、并发症少。20 多年来，PEG 临床应用的范围不断扩展，越来越受重视。

【PEG 的概念】

PEG 是在内镜的辅助下使用非手术方法建立经皮进入胃腔的通路，主要是利用胃造口进行肠内营养输注或进行姑息性胃肠减压治疗。PEG 的优点是：费用低、操作时间短（15～30 min）、严重并发症少、创伤小、局麻、可以床边进行、恢复快、成功率高等。前瞻随机的研究表明 PEG 比鼻胃管灌食更简便、患者更舒适、肠内营养的使用连续性更好。

【PEG 的适应证】

1. 患者具备有功能的胃肠道，且非短期存活

（1）中枢神经系统疾病导致吞咽障碍，如脑血管意外、脑外伤、运动神经元疾病、多发性硬化、阿尔茨海默病、脑外伤。

（2）口腔及食管癌导致吞咽障碍。

（3）有正常吞咽功能，但摄入不足，如烧伤、厌食、骨髓移植后的患者。

（4）慢性疾病，如囊性纤维化、先天性心脏病。

（5）胃扭转的治疗。

2. 利用 PEG 进行胃肠减压的适应证

（1）胃瘫。

（2）胃幽门梗阻。

（3）恶性肿瘤导致的肠梗阻。

【PEG 的禁忌证】

1. 绝对禁忌证

包括：不能通过胃镜、生存时间不超过数天或数周、胃前壁与腹壁不能贴近。

2. 相对禁忌证

包括：大量腹水、巨胖、胃次全切除术后、腹膜透析、不可纠正的凝血障碍、肝肿大、胃底静脉曲张、胃壁肿瘤或受肿瘤侵犯、巨大裂孔疝、神经性厌食、腹壁皮肤有感染、心肺功能衰竭等。

【置管技术】

1. 评估

（1）评估患者的病情、意识状态、心理情况、营养状况、胃肠道功能及合作程度。

（2）根据患者病情、肠内营养的预计时间、胃肠功能等情况选择适合的管饲途径。

（3）向患者及家属解释操作的目的、方法、注意事项及配合要点。

2. 操作前准备

（1）护士准备：衣帽整洁、洗手、戴口罩。

（2）物品准备：PEG 穿刺包、带有活检钳的胃镜、消毒纱布、皮肤消毒剂、5 ml 注射器、伤口敷料、局麻药。

（3）患者准备

① 胸部 X 线 /CT 检查及最近的血液检查结果（凝血功能）。

② 与胃镜检查相同的准备：禁食 4～6 h，清洁口腔。

③ 预防性使用抗生素：在进行置管时及置管后 12 h。

④ 腹部皮肤准备，充分镇痛、镇静。

（4）环境准备：安静、整洁，隔帘遮挡。

3. 操作规程

（1）携用物至患者床旁，核对患者床号、姓名，做好解释。拉上隔帘或设置屏风遮挡，注意保护患者隐私和保温。

（2）患者平卧位，进行全面的上消化道内镜检查，证实无幽门梗阻、胃壁肿瘤及溃疡等病变。

（3）胃腔内充

① 胃腔内注气，使得胃壁与腹部紧密相接。

② 通过胃镜将胃前壁顶向腹前壁，使胃贴近腹壁，另一助手见中上腹光点最亮处，用手指轻压有浮球感，辨明胃腔部位。

（4）经皮向胃腔进行套管针穿刺：在相应皮肤及皮下组织处做浸润麻醉，切 1 cm 的小口，在内镜指导下将套管针穿刺进入胃腔。

（5）经套管针内将导线置入胃腔：经穿刺针腔内将导线置入胃腔，内镜下用活检钳抓住导线，然后退出穿刺针，内镜及活检钳抓住的导线一同退出口腔。

（6）导线引导放置胃造口管，固定于适当的位置：将导线的襻穿过管道的襻，再套过管道的胃内固定片，拉紧管道和导线的襻，使其紧密连接。使得胃造口管经口腔、食管入胃，内端的缓冲垫固定于胃腔内，使用外端的缓冲垫固定胃造口管于腹壁。

【PEG 的维护】

1. 每日换药

（1）松开造口管上的腹壁固定盘片，观察局部皮肤有无红肿、肉芽、感染的征象（图 2-10a）。

（2）使用消毒液进行局部皮肤及管路的消毒，将管道向造口内推进约1.5 cm，以防止胃壁内面的损伤（图 2-10b）。

（3）将管道旋转 180°（图 2-10c）。

（4）并轻柔地从造口拉出 1.5 cm（图 2-10d）。

（5）将腹壁固定盘片滑行回原来的位置，固定（图 2-10e）。

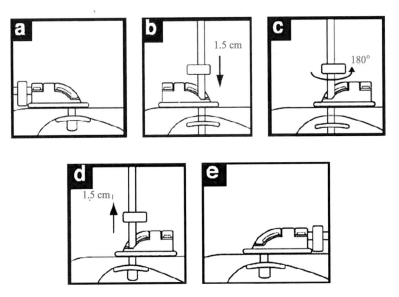

图 2-10　PEG 的维护

2. 防止堵管

每 4 ~ 6 h，使用 30 ~ 50 ml 温开水脉冲式手法定时定量冲洗喂养管，评估管路的通畅度，发现异常及时处理。

3. 经胃造口管正确喂药

（1）评估药物性质，将能研碎的药物研碎，充分浸泡溶解，舌下含片、肠溶衣片剂、缓释的剂型不能经喂养管给药。

（2）在给药前停止胃肠营养，冲洗喂养管，建议用量 30 ml。

（3）不要把不同的药片混用，每给一种药后都要冲洗管路，每种药物之间至少用 5 ml 水冲洗。

（4）喂药后冲洗喂养管，开启肠内营养。

（5）在给予一些特殊药物后，建议将喂养管保持一段空管时间：

卡马西平：在给药前后保证 2 h 空管时间；

环丙沙星：给药前至少 1 h，给药后 2 h 空管时间；

青霉素 V 钾：给药前至少 1 h，给药后 2 h 空管时间；

苯妥英：给药前后 1 ~ 2 h 空管时间；

华法林：给药前后至少 1 h 空管时间。

4. 防止误吸

（1）输注方式：根据患者病情及生活便利度的考虑，选择连续输注或间歇输注。

（2）喂养途径：对于存在误吸高风险的患者应主动采取干预措施，放置喂养管至胃肠道更远端部位。

（3）体位的选择：抬高床头 30°～45°，使用角度测量工具正确评估床头抬高的角度（图 2-11），或鼻饲卧位角度枕确保鼻饲喂养时卧位的角度在正常范围内，减少鼻饲并发症的发生，勿忘操作后及时抬高，平卧位胃肠营养患者较半卧位患者胃液反流增加，取半卧位可将胃内容物误吸降到最低程度。

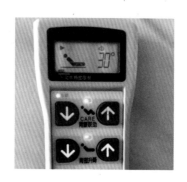

图 2-11　角度测量工具

（4）每 4～6 h 测定胃残余量，尽早发现患者胃排空延迟并采取干预策略，当顺利喂养 48～72 h 后，如果胃残余量呈持续低水平，则可以延长或停止监测胃残余量。

5. 防止导管连接错误

（1）标识清楚：标志应该用大的、粗的字体并且确认的肠内营养标志。例如："肠内营养专用"

（2）使用专用的营养输注管道，避免使用静脉用输注管道。

6. 胃造口管留置时间请参考产品说明书。

【PEG 并发症的诊治】

1. 出血

发生率约为 2.5%。常见原因是内垫处的胃溃疡，由于压迫性坏死或磨蚀所致。患者出现呕血、黑便和腹痛，从 PEG 管中可以抽到血，表明有出血存在，需进行内镜诊断并可以进行治疗。

2. 肺炎

肺炎与手术后反流及误吸有关。患者体弱、中枢神经系统异常、气道的保护反射消失，以及 PEG 的体位、胃内吹气、麻醉等可能增加了误吸的危险性，建议在 PEG 术后 24 h 进行胃引流，防止术后胃麻痹。开始喂食前应存在肠鸣音，胃残余量应仔细监测，床头抬高 30° 以上。有胃排空障碍病史的患者，可使用促胃肠动力药，必要时改行 PEJ。

3. 切口感染

切口感染是 PEG 术后最常见的并发症。营养不良，局部压迫过紧导致皮肤缺血、缺氧或压迫过松，消化液渗出腐蚀皮肤是导致切口皮肤感染的危险因素。预防措施包括患者腹部皮肤的准备及碘伏消毒，术前使用漱口液准备，减少口咽部的细菌污染。一旦造口感染，应进行分泌物培养，给予抗生素并换药。若存在腹壁脓肿，抗感染治疗无效时，必须拔除造口导管。

4. 腹膜炎

腹膜炎发生率低，约为 0～1.2%，但死亡率高达 31%，常见原因为窦道未形成时装置移出。其他原因包括内垫变形，胃壁与腹壁的位置差，形成内瘘。当胃造口窦道未能形成，发生导管脱位时，可以进行鼻胃管引流和使用广谱抗生素。如果存在发热、白细胞增多、局部腹痛、肠鸣音减弱，应考虑腹膜炎，行剖腹探查术。

5. 内垫包埋综合征

内垫包埋综合征是严重并发症，过度的牵拉和固定导致胃黏膜缺血坏死和内垫移位入胃壁或腹壁是导致包埋综合征的根本原因。常发生于术后 4 个月。典型表现为导管移动有阻力，腹壁处可扪及硬结，内镜检查发现溃疡形成、黏膜内陷、不见内垫。治疗为去除胃造口管，原位再次置入 PEG 管，外垫与皮肤之间保留的 1.5 cm 的缓冲，减少压迫性坏死，定期松动胃造口管，可以帮助预防内垫综合征。

6. 造口管堵塞或断裂

PEG 造口管堵塞多由使用不当引起，如经常注入较黏稠的食物或较大颗粒的药物，以及导管冲洗不及时等。一旦造口管堵塞，可先用 10～30 ml 温开水冲洗，如无效可再用碱性溶液冲洗。若造口管断裂可给予更换[25]。

附：PEG 操作流程

1. 胃镜插入胃中，并向胃内注气。

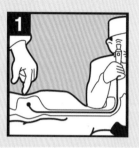

2. 浸润麻醉，将针头刺入胃腔，用活检钳钳住长针。

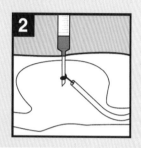

3. 用套管针从切口处刺入腹壁进入胃腔，用活检钳钳住套管针。

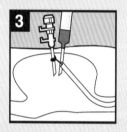

4. 打开活检钳，立即拔除长针。抽去套管针针芯，套管留在原处。经套管将导线插入胃内，用活检钳钳住导线。

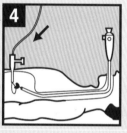

5. 将导线的襻穿过管道的襻，再套过管道的胃内固定片，拉紧管道和导线的襻，使其紧密连接。

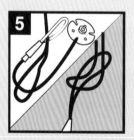

6. 管子由口腔进入胃内，并从腹壁的穿刺点将管子拉出胃腔。管子的胃内固定片留在胃内，紧贴胃壁。

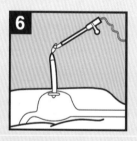

7. 用腹壁固定盘片将管子固定在腹壁上。

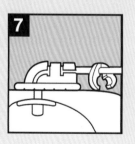

8. 在腹壁固定盘片和皮肤之间允许有大约 2 mm 距离。

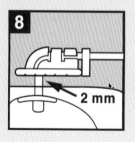

2 mm

第四节　经皮内镜下 PEJ

【PEJ 的概念】

经皮内镜下空肠造口术（percutaneous endoscopic jejunostomy，PEJ）主要是经 PEG 而完成，最常见的是经过或沿着 PEG 进入一个长、细的导管，通过幽门置入十二指肠远端成空肠。可以通过内镜拖管或通过一根导丝推管。其他方法包括通过内镜经过成熟的 PEG 通道或直接进行空肠穿刺，但比 PEG 技术困难，成功率低。

【PEJ 的适应证】

1. 长期（>4 周）的肠内营养支持。

2. 有严重的胃食管反流或胃动力障碍的患者。

3. 可以同时进行胃减压和空肠内营养支持。

【PEJ 的步骤】

1. 经胃造口置管（PEJ）

在 PEG 不能顺利建立或不适应时，可考虑以 PEJ 代替 PEG 实施肠内营养支持。通常 PEJ 是在 PEG 的基础上，经胃造口管的外口置入一根导丝，再在内镜辅助下将导丝送入空肠内的简易置管方法。PEJ 置管成功率为 72%~86%，较 PEG 有所降低。

2. 手术空肠造口

肠道手术时在腹壁上开口，将空肠造口管留置于肠道内，并经导管提供肠内营养支持。

【PEJ 的维护】

1. 妥善固定

PEJ 或空肠造口导管需保持置管口周围皮肤干燥清洁，观察有无红肿及分泌物，可采用高举平台法进行导管固定。

2. 保持通畅

每 4~6 h，使用 30~50 ml 温开水脉冲式手法定时定量冲洗喂养管，评估管路的通畅度，发现异常及时处理，不建议使用空肠造口管喂入匀浆膳。

3. 经空肠造口管正确喂药

（1）评估药物性质，将能研碎的药物研碎，充分浸泡溶解，舌下含片、肠溶衣片剂、缓释的剂型不能进行喂养管给药。

（2）给药前停止胃肠营养，冲洗喂养管，建议用量 30～50 ml。

（3）不要把不同的药片混用，每给一种药后都要冲洗管路，每种药物之间至少用 5 ml 水冲洗。

（4）喂药后冲洗喂养管，开启肠内营养。

4. 防止连接错误

（1）标识清楚：标志应该用大的、粗的字体并且确认的肠内营养标志，例如："肠内营养专用"。

（2）使用专用的营养输注管道，避免使用静脉用输注管道。

5. 防止导管移位：每次输注营养液前后均应检查 PEJ 管外露导管刻度，以确定导管位置。

6. 空肠造口管留置时间请参考产品说明书。

【参考文献】

［1］于健春. 胃肠外科患者营养状况评估与营养支持途径的选择［J］. 中华胃肠外科杂志，2012，15（5）：429-431.

［2］李宁，于健春. 临床肠内营养及置管新进展［M］. 北京：中华医学电子音像出版社，2009.

［3］王吉普. 胃肠外科学［M］. 北京：人民卫生出版社，2000.

［4］陈荣秀，赵岳. 护理技术标准操作规程及流程［M］. 北京：人民卫生出版社，2018.

［5］Magnuson B L, Clifford T M, Hoskins L A, et al. Enteral nutrition and drug administration, interactions, and complications［J］. Nutr Clin Pract, 2005, 20（6）：618-624.

［6］杜冠华. 药物与营养物质的相互作用［M］. 北京：人民卫生出版社，2008.

［7］Stroud M, Duncan H, Nightingale J. Guidelines for enteral feeding in adult hospital patients［J］. Gut, 2003, 52（7）：1-12.

［8］王银云，程云，胡延秋. 喂养体位对成人鼻饲患者相关并发症影响的系统评价［J］. 护理学杂志，2015，30（14）：100-103.

［9］杨秀芳，叶向红，彭南海，等. 彩色导管标识在 SICU 中的应用［J］. 护理研究，2009，23（6）：1601.

［10］罗亮，屠苏，张振伟，等. 超声引导下床旁鼻空肠管置入术在危重患者肠内营养中的应用［J］. 实用医学杂志，2009，25（11）：1845-1846.

［11］王建忠，任健安，王革非，等. X 线透视下超滑导丝辅助放置鼻空肠管的操作技术［J］.

肠外与肠内营养, 2013, 20（2）: 107-108.

［12］张先进, 陈伟焘, 林新峰. 肠内营养常用置管方法的评价［J］. 肠外与肠内营养, 2013, 20
（4）: 241-244.

［13］Lee A J, Eve R, Bennett M J. Evaluation of a technique for blind placement of post-pyloric
feeding tubes in intensive care: application in patients with gastric ileus［J］. Intensive Care
Med, 2006, 32（4）: 553-556.

［14］惠彩红, 王莹, 马洁. 注气法置鼻肠管的应用与护理［J］. 天津护理杂志, 2011, 19（5）: 291.

［15］Spalding H K, Sullivan K J, Soremi O, et al. Bedside placement of transpyloric feeding tubes
in the pediatric intensive care unit using gastric insufflation［J］. Crit Care Med, 2000, 28（6）:
2041-2044.

［16］Da Silva P S, Paulo C S, de Oliveira lglesias S B, et al. Bedside transpyloric tube placement
in the pediatric intensive care unit: a modified insufflation air technique［J］. Intensive Care
Med, 2002, 28（7）: 943-946.

［17］Lenart S, Polissar NL. Comparison of 2 methods for postpyloric placement of enteral feeding
tubes［J］. Am J Crit Care, 2003, 12（4）: 357-360.

［18］郑祥德, 周文来, 兰清. 空肠营养管床旁徒手安置技术在基层医院重症监护病房的应用
［J］. 中华临床营养杂志, 2016, 24（1）: 45-46.

［19］Slagt C, Innes R, Bihari D, et al.A novel method for insertion of post-pyloric feeding tubes at
the bedside without endoscopic or fluoroscopic assistance: a prospective study［J］. Intensive
Care Med, 2004, 30（1）: 103-7.

［20］葛津津, 刘薇群, 汤培凤, 等. 鼻胃管位置判断方法的研究进展［J］. 解放军护理杂志,
2015, 32（19）: 37-39.

［21］李培, 高勇, 杨珊珊, 等. 重症急性胰腺炎患者经鼻肠管行肠内营养的安全护理［J］. 解
放军护理杂志, 2012（04）: 123-126.

［22］刘晓霞, 彭南海. 经鼻肠管行肠内营养的安全护理［J］. 肠外与肠内营养, 2013（3）:
190-192.

［23］汪志明. 肠内营养支持途径的建立与管理［J］. 肠外与肠内营养, 2017, 24（3）: 68-71.

［24］李晨露, 程云, 赵丽蓉. 鼻饲卧位角度枕的制作及使用方法［J］. 解放军护理杂志, 2017,
34（4）: 75.

［25］中华医学会肠外与肠内营养分会神经疾病营养支持学组. 神经系统疾病经皮内镜下胃造
口喂养中国专家共识［J］. 肠外与肠内营养, 2015, 22（3）: 129-132.

第三章　肠内营养制剂的应用

第一节　整蛋白制剂的应用

从 20 世纪 70 年代至今，营养支持的观念、技术和方法均发生了很大变革。随着现代科技和生物医学技术的发展，市场为患者提供了品目繁多的 EN 配方制剂，以适应临床不同病种的治疗需求；而伴随着临床研究证据的累积和样本量的扩大化，EN 应用的循证也逐步发生变化。蛋白质是合成结构蛋白、酶、抗体和其他重要功能成分的氨基酸来源。另外，氨基酸，尤其是在危重症患者中，经常被作为能量底物被代谢。蛋白在肠内营养配方中的含量为 6%～25%。患者的蛋白质需求和疾病状态是选择肠内配方的决定因素。在选择某种肠内配方时，蛋白的质和量都是需要考虑的重要因素。表 3-1 概述了肠内配方中各种可能的氮源。评价蛋白质量的一个最常用的指标是蛋白的生物学价值（BV）。高 BV 的蛋白质可提供更高比例的可吸收氮源，以供生长和日常需要。蛋白 BV 越低，其中非必需氨基酸的比例就越高，因而就需要更大量的总蛋白来获得氮平衡。

肠内营养配方中蛋白的形式可为完整蛋白、水解蛋白或结晶氨基酸（表3-1）。另外，一些配方含有大量的特殊氨基酸以供药用，而不应被计算在蛋白总量中。最适于危重患者的蛋白形式常存在争议。通常认为危重患者的小肠消化吸收能力受损，这也是一个应用更多化学限制配方的原因。

表 3-1　肠内营养配方中的大量营养素

肠内营养配方类型	碳水化合物	蛋白质	脂类
多聚型营养配方	淀粉糖浆干粉 水解玉米淀粉 麦芽糖糊精 蔗糖 果糖 糖醇	酪蛋白 钠、钙、镁、钾 酪蛋白酸盐 大豆蛋白分离物 乳清蛋白浓缩物 乳清蛋白 水解牛奶蛋白浓缩物	琉璃苣油 菜籽油 玉米油 鱼油 高油酸葵花籽油 中链脂肪酸三酰甘油 鲱鱼油 单酰甘油和二酰甘油 棕榈核油 红花籽油 豆油 大豆卵磷脂
水解配方	玉米淀粉 水解玉米淀粉 麦芽糖糊精 果糖	酪氨酸水解酪蛋白 水解乳清蛋白 结晶 L- 型氨基酸 水解乳蛋白 大豆蛋白分离物	脂肪酸酯 鱼油 中链脂肪酸三酰甘油 红花籽油 沙丁鱼油 豆油 大豆卵磷脂 结构油脂

　　整蛋白制剂的代表有瑞代、瑞能、瑞先、瑞素、瑞高、安素、能全力、能全素、康全甘等，其使用范围广泛，包括意识障碍、昏迷患者和某些神经系统疾病：脑外伤、神经系统疾病；吞咽困难或失去咀嚼能（食管癌）；上消化道梗阻或手术后（胃瘫）；消化道瘘；炎性肠病（炎性狭窄、肠梗阻等）。代表制剂的详细情况如表 3-2 所示。

表 3-2　整蛋白制剂

名称	氮源	能量密度	蛋白质	脂肪	碳水化合物	Gln	渗透压	Pro : Fat : Car	膳食纤维	乳糖
瑞代	整蛋白	0.9 kcal/ml 500 ml	大豆蛋白 17 g 15%	大豆油 无 ω-3 16 g 32%	缓释淀粉 70% 果糖30% 60 g 53%	3.05 g	320	15% : 32% : 53% NPC : N=165 : 1	7.5 g	（-）

名称	氮源	能量密度	蛋白质	脂肪	碳水化合物	Gln	渗透压	Pro：Fat：Car	膳食纤维	乳糖
瑞能	整蛋白	1.3 kcal/ml 500 ml	酪蛋白 29.3 g 18%	植物油 36 g 鱼油 1.5 g 50%	麦芽糊精 52 g 32%	2 g	350	18%：50%：32% NPC：N=139：1	6.5 g	≤0.5 g
瑞素	整蛋白	1.0 kcal/ml 500 ml	酪蛋白 88%+大豆蛋白 12% 19 g 15%	大豆油、椰子油 17 g 30%	麦芽糊精 69 g 55%	2.2 g	250	15%：30%：55% NPC：N=184：1	（－）	＜0.1 g
瑞高	整蛋白	1.5 kcal/ml 500 ml	酪蛋白 37.5 g 20%	大豆油、椰子油 29 g 35%	麦芽糊精 85 g 45%	7.2 g	300	20%：35%：45% NPC：N=125：1	（－）	（－）
安素 400 g/瓶	整蛋白 400 g	1.0 kcal/ml 400 g	酪蛋白 88%+大豆蛋白 63 g 14%	玉米油 63 g 32%	水解玉米淀粉、蔗糖 238 g 54%	0	320	14%：32%：54% NPC：N=174：1	（－）	（－）
能全力	整蛋白	1.0 kcal/ml 500 ml	酪蛋白 20.0 g 16%	植物油 19.5 g 35%	麦芽糊精、膳食纤维（六种）61.5 g 49%	0	250	16%：35%：49% NPC：N=133：1	7.5 g	＜0.125 g
能全素	整蛋白	1.0 kcal/ml 500 ml	酪蛋白 59.2 g 16%	植物油 58.24 g 36%	麦芽糊精、乳糖 180.48 g 48%			16%：36%：48% NPC：N=131：1		＜0.48 g

【参考文献】

［1］曹相原．合理选择肠内营养配方［J］．中华重症医学电子杂志，2018，4（1）．

［2］Marks D B, Marks A D, Smith C M. Intertissue relationships inthemetabolism of amino acids［M］//Basic Medical Biochemistry. Baltimore：Williams & Willkins, 1996, 647–665.

［3］Gottschlich M M, Shronts E P, Hutchins A M. Defined formula diets［M］//Rombeau J L, Rolandelli R H. Clinical Nutrition：Enteral and Tube Feeding, 3rd Edition. Philadelphia：W B Saunders, 1997, 207–239.

[4] Bell S J, Bistrian B R, Wade J E, et al. Modular enteral diets: cost and nutritional value comparisons[J]. J Am Diet Assoc, 1987, 87: 1 526–1 530.

第二节 短肽类制剂的应用

从 20 世纪 70 年代至今，营养支持的观念、技术和方法均发生了很大变革。随着现代科技和生物医学技术的发展，市场为患者提供了品目繁多的 EN 配方制剂，以适应临床不同病种的治疗需求；而伴随着临床研究证据的累积和样本量的扩大化，EN 应用的循证也逐步发生着变化。肽是蛋白的水解产物，具有各种长度的链，大对数配方内含二肽和三肽的混合物。这些配方已被建议用于危重症患者和那些胃肠功能受损的患者（如胰腺炎和短肠综合征）。对于危重患者，以肽为基础的配方是否比以完整蛋白为基础的配方有更多的益处，目前尚不明确。

一项针对危重患者的研究表明，应用以肽类为基础的配方比完整蛋白为基础的配方在血清蛋白的提高上有一定的优势。至于配方的耐受性和住 ICU 的时间长短的变化与肽类配方应用有无关系为得到评价。其他研究也表明应用此类配方可使低蛋白相关性腹泻的发生率下降。

更近的研究数据则支持在危重症患者中应用完整蛋白的配方。在 1997 年 Heimburger 等研究表明这两种类型的配方在腹泻发生率上没有区别。而且 Dietscher 等在 1998 年比较了肽和游离氨基酸联合配方与整蛋白配方应用于 ICU 患者之间的不同，结果发现二者在腹泻发生率上无差异。选用肽类配方首先要考虑是否存在胃肠道功能失调。很明显，在那些营养吸收不良、胰腺功能障碍、短肠综合征或者其他胃肠疾病患者中，基于肽的肠内营养配方应作为首选。

2016 年美国危重症医学会和美国肠外肠内营养学会（Society of Critical Care Medicine, SCCM；American Society for Parenteral and Enteral Nutrition, ASPEN）在《成年重症患者的肠内与肠外营养指南与营养评估》中提出在持续性腹泻、怀疑吸收不良、对纤维制剂无反应的患者使用短肽制剂。以下情况可使用短肽制剂：① 消化/吸收不良、腹泻等情况，选择短肽配方。② 提高 EN 耐受性，选择短肽配方。③ 肠道动力障碍，可以考虑选择无纤维的制剂，如短肽配方。

短肽类制剂代表产品为百普力和百普素。能有效维护肠黏膜屏障，快速补充蛋白，减轻肠道负担。短肽制剂胃排空快，可以更好地满足重症患者的营养需求。短肽对氮平衡的改善速度是游离氨基酸制剂的 9 倍，是整蛋白的 1.6 倍。表 3-3 是短肽类制剂的详细配方。

表 3-3　短肽类制剂配方

名称	氮源	能量密度	蛋白质	脂肪	碳水化合物	Gln	渗透压	Pro：Fat：Car	膳食纤维	乳糖
百普力	85% 短肽 +15%AA	1.0 kcal/ml 500 ml	乳清蛋白水解物 20 g 16%	植物油 50%MCT 50%LCT 8.5 g 14%	麦芽糊精、葡萄糖糖浆 94 g 70%	（－）	410	16%：9%：75% NPC：N=172.4：1	（－）	＜1.5 g
百普素	短肽	1.0 kcal/ml 500 ml	乳清蛋白水解物 18.38 g 15%	植物油中链甘油三酯 8.38 g 15%	麦芽糊精、乳糖 88.75 g 70%			15%：15%：70% NPC：N=144：1		0.5 g

【参考文献】

[1] 曹相原.合理选择肠内营养配方[J].中华重症医学电子杂志，2018，4（1）.

[2] Fussell S T.Enteral nitrition：a comprehensive overview[M]//Matarese L E, Gottschlich M M. Contemporary Nutrition Support Practice：A Clinical Guide. 2nd Edition. Philadelphia：W B Saunders, 2003, 188-200.

[3] Brinson R R, Kolts B E. Hypoalbuminemia as an indicator of diarrheal incidence in critically ill patients[J]. Crit Care Med, 1987, 15：506-509.

[4] Brinson R R. Enteral nitrition in critically ill patients：role of hypoalbuminemia[J]. Crit Care Med, 1989, 17：367-370.

[5] Ziegler F, Ollivier J M, Cynober L, et al.Efficiency of enteral nitrogen support in surgical patients：small peptides versus non-degraded proteins[J]. Gut, 1990, 31：1277-1283.

[6] Heimburger D C, Geels W J, Bilbrey J, et al. Effects of small peptide and whole proteinenteral feeding sonserum proteinsanddiarrheaincritically ill patients：arandomizedtrial[J]. J Parenter Enteral Nutr, 1997, 21：162-167.

[7] Dietscher J E, Foulks C J, Smith R W. Nutritional response of patients inanintensivecareunitto anelementalformulavsastandardenteralformula[J]. J Am Diet Assoc, 1998, 98：335-336.

［8］McClave S A, Taylor B E, Martindale R G, et al. Society of Critical Care Medicine：American Society for Parenteral and Enteral Nutrition Guidelines for the Provision and Assessment of Nutrition Support Therapy in the Adult Critically Ill Patient：Society of Critical Care Medicine（SCCM）and American Society for Parenteral and Enteral Nutrition（A S P E N）［J］. J Parenter Enteral Nutr, 2016, 40（2）：159-211.

第三节　氨基酸制剂的应用

氨基酸为氮源的肠内营养制剂，不需要消化就能被肠黏膜吸收，适用于重症代谢障碍及胃肠道功能障碍患者的肠内营养支持。更侧重于消化道仅有部分功能、胰腺疾病的患者。如：有营养风险的轻型胰腺炎、重症胰腺炎的恢复期、有营养风险的慢性胰腺功能故障患者、短肠综合征的患者（小肠的长度短于 60 cm）、有营养风险的炎性肠道患者（克罗恩病、溃疡性结肠炎）、吻合口瘘（导管顶端在瘘的远侧、咽部瘘、食管瘘、胃瘘、结肠瘘等）、白蛋白低下患者（小于 2.5 g、100 ml）、慢性肾病患者、放射性肠炎的癌症患者以及手术后患者等。代表营养制剂为：维沃、爱伦多等。

在消化道功能损伤的患者，游离氨基酸能被更好地吸收这一概念也被广泛认可，尤其在危重患者中，众所周知，二肽及三肽可以不经水解而直接被肠道吸收。健康和肠道病变患者，在促进氮源吸收方面，基于肽的肠内配方已表现出比基于游离氨基酸肠内配方的优势。另外，在促进肠道完整性上，完整蛋白和氨基酸同样有效。研究表明，完整蛋白和氨基酸用于克罗恩病患者在促进疾病缓解方面具有相同的效果。对无法耐受以肽为基础的配方的患者则而应用游离氨基酸类配方。

【参考文献】

［1］蒋朱明，主译. 重症患者营养支持［M］. 北京：人民卫生出版社，2008.

［2］王秋梅，刘晓红，张片红，等. 肠内营养制剂和乳清蛋白对老年人肌肉质量和功能的影响［J］. 中华老年医学杂志，2016，35（8）：862-866.

［3］李建华，韩玲. 不同肠内营养制剂对危重患者血糖及炎症因子水平的影响［J］. 现代诊断

与治疗, 2018, 29（5）: 761-763.

［4］陈博, 孟翔凌. 肠外肠内营养制剂的合理选择［J］. 中国普外基础与临床杂志, 2017, 24
　　（8）: 1035-1039.

［5］夏羽菡, 王雯倩. 肠内营养制剂中特殊医学用途配方食品的管理和临床应用概述［J］. 中
　　国药师, 2017, 20（10）: 1842-1845.

［6］杨爱香. 肠内营养制剂临床应用分析［J］. 中国现代药物应用, 2016, 10（11）: 102.

［7］栾晶晶, 纪强, 刘珊珊, 等. 肠内营养制剂临床应用进展［J］. 中国新药与临床杂志,
　　2018, 12: 665-670.

［8］张利华. 营养支持中氨基酸制剂的发展［J］. 肠外与肠内营养杂志, 1998, 5（3）: 43-45.

第四节　纤维素制剂的应用

20世纪80年代纤维素对胃肠健康的益处被发现后, 它开始被添加到肠内营养配方中, 膳食纤维被定义为植物中无法被人体酶消化的结构和储存多糖。肠内配方纤维素的来源包括大豆多糖、水解瓜耳胶、燕麦纤维和其他物质。

根据其是否可溶于水可将纤维分类。水溶性纤维, 如果胶和瓜耳胶, 可被结肠细菌发酵, 能够预防结肠黏膜萎缩, 刺激黏膜再生, 为结肠细胞提供能量。另外, 水溶性纤维素可增加肠道钠和水的吸收, 这是与管饲相关的在腹泻治疗中的一个潜在益处。非水溶性纤维素, 如大豆多糖, 可增加大便重量, 从而增强肠蠕动并缩短排便时间。

低聚果糖被添加到一种选择性营养配方中, 它是一种直链寡糖, 可迅速被结肠细菌发酵成短链脂肪酸, 有助于腹泻的治疗, 短链脂肪酸被结肠细菌用作能量来源, 对维持肠道菌群健康有益。

水溶性纤维和非水溶性纤维在腹泻处理中的作用均已被研究。非水溶性纤维, 比如大豆多糖, 对腹泻并未表现出缓解作用, 尤其是在急性病患者中。对于慢性长期肠内喂养患者而言, 包含大豆多糖的营养配方可能更有益处。研究发现, 与游离纤维素配方相比, 慢性患者应用超过25天的包含大豆多糖的肠内营养配方管饲, 其腹泻的发生率显著下降。Wong回顾了腹泻处理时应用纤维的情况, 结果提示非水溶性纤维对长期管饲患者可能更有效, 而水溶性纤维可能对危重患者更佳。与单独应用非水溶性纤维素配方相比, 当果胶被联合应用于

一种非水溶性纤维配方中时会有减少腹泻的趋势。

　　将纤维补充型肠内配方选择性地应用于危重患者需要再次评估，在外科和烧伤病例中曾有应用含纤维配方面导致肠梗阻的病例报道。对于需要肠动力抑制或存在肠梗阻或肠缺血的患者，应用不含纤维素的配方时需要慎重。

表 3-4　特定营养配方纤维素含量

	总纤维（g/L）	不溶性纤维素（%）	可溶性纤维素（%）
Advera	8.9	100.0	0.0
Choice DM	14.4	N/A	N/A
Compleat	4.3	74.0	26.0
Diabetisource AC	4.3	74.0	26.0
Fibersource HN	10.0	75.0	25.0
Fibersource Std	10.0	75.0	25.0
Glucerna Select	14.1	57.0	43.0
Glytrol	15.0	30.0	70.0
Isosource 1.5	8.0	48.0	52.0
Isosource VHN	10.0	48.0	52.0
Jevity 1.0	14.4	100.0	0.0
Jevity 1.2	22.0	75.0	25.0
Jevity 1.5	22.0	75.0	25.0
Novasourcee Pulmonary	8.0	48.0	52.0
Nutren 1.0w/Fiber	14.0	95.0	5.0
Nutrifocus	20.8	75.0	25.0
Peptamen w/FOS	4.0	100.0	0.0
Probalance	10.0	75.0	25.0
Promote w/Fiber	14.4	94.0	6.0
Protain XL	9.1	N/A	N/A
Resource Diabetic	12.8	50.0	50.0
Replete w/Fiber	14.0	95.0	5.0
Ultracal	14.4	N/A	N/A
Ultracal Plus HN	10.0	N/A	N/A

　　注：N/A 为未获得。

表 3-5　临床常见肠内营养制剂对照表

产品	百普力	能全素	能全力	高能能全力	康全力	康全甘	瑞素	瑞高	瑞代	瑞能	瑞先
能量密度（kcal/ml）	1.00	1.00	1.00	1.50	0.75	1.00	1.00	1.50	0.90	1.3	1.5
蛋白质：脂肪：碳水化合物供能比	16：15：69	16：36：48	16：35：49	16：35：49	15：32：45	20：30：50	15：30：55	20：35：45	15：32：53	18：50：32	15：35：50
蛋白质含量（g/500 ml）	20	20	20	30	16	25	18.75	37.5	17	29.25	28
蛋白质来源	水解乳清蛋白：短肽 67%+氨基酸 33%	100%酪蛋白	100%酪蛋白	100%酪蛋白	大豆蛋白	100%酪蛋白	大豆蛋白、酪蛋白	大豆蛋白、酪蛋白	大豆蛋白	大豆蛋白、酪蛋白	牛奶蛋白
脂肪（%）	15	36	35	35	38.3	30	30	35	32	50	35
脂肪（g/500 ml）	8.5	19.5	19.45	29.2	16	16.5	17	29	16	36	29
SFA：MUFA：PUFA（%）	47：35：18	46：36：18	8：60.5：31.5	8：60.5：31.5	18：70：12	60：30：10	47：15：38	60：12：28	21：21：58	40：45：15	33：33：33
其中 MCT 含量	47%					60.50%	35%	57%		33%	32.80%
脂肪来源	植物油、MCT 油	植物油	植物油	植物油	混合植物油	混合植物油	植物油	植物油	植物油	植物油、鱼油	植物油
碳水化合物来源	麦芽糊精	麦芽糊精	麦芽糊精、膳食纤维	麦芽糊精、膳食纤维	70%缓释淀粉+30%果糖，膳食纤维	麦芽糊精	麦芽糊精	麦芽糊精	70%缓释淀粉+30%果糖，膳食纤维	麦芽糊精、乳糖	玉米淀粉、麦芽糊精、膳食纤维
碳水化合物（g/500 ml）	88	60.5	61.5	92.5	42	63	68.75	84.375	59.625	52	93.75
膳食纤维（g/500 ml）	无	无	7.5	7.5	7.5	无	无	无	7.5	6.5	10
膳食纤维			专利 6 种膳食纤维组合	专利 6 种膳食纤维组合	专利 6 种膳食纤维组合				大豆纤维	1 种	3 种
类胡萝卜素	有	有	有	有	有	有	无	无	无	无	无

续表

产品	百普力	能全素	能全力	高能能全力	康全力	康全甘	瑞素	瑞高	瑞代	瑞能	瑞先
钠含量（g/500 ml）	0.5	0.5	0.5	0.67	0.375	0.5	0.375	0.6	0.315	0.8	0.5
钾含量（g/500 ml）	0.75	0.75	0.75	1	0.565	0.75	0.625	1.17	0.535	1.2	1.04
镁含量（g/500 ml）	0.115	0.115	0.115	0.17	0.085	0.115	0.1	0.135	0.1	0.315	0.12
钙含量（g/500 ml）	0.4	0.4	0.4	0.54	0.3	0.4	0.1	0.4	0.3	0.335	0.335
磷含量（g/500 ml）	0.36	0.36	0.36	0.54	0.27	0.36	0.3	0.315	0.265	0.315	0.265
胆碱含量（g/500 ml）	0.185	0.18	0.185	0.275	0.139	0.184	0.1	0.133	0.134	0.133	0.134
渗透压 mOSm/L	440	250	250	300	225	265	310	300	350	390	250
产品特点	唯一短肽和氨基酸配方，低脂，50%MCT	含类胡萝卜素，整蛋白型肠内营养制剂	专利配方的膳食纤维，100%优质蛋白	专利配方的膳食纤维，100%优质蛋白	符合最新ADA标准：低GI，有证据证明降低HbA1c值	高含量MCT，高含量胆碱，高蛋白	整蛋白型肠内营养制剂	用于需要高能量、高蛋白、蛋白型肠内营养制剂	老一代糖病配方，整蛋白型肠内营养制剂	整蛋白型肠内营养制剂	整蛋白型肠内营养制剂
适应证	胃肠道功能或部分胃肠道功能能障碍患者	不同浓度需求的营养不良患者	胃肠道功能完整的营养不良患者	高能量高，高分解代谢、液体受限的患者	糖尿病患者和应激性高血糖的患者	肝胆功能障碍及脂肪消化吸收不良的患者	胃肠道功能完整的营养不良患者	用于需要高能量、高蛋白、易于消化脂肪以及液体入量受限的患者	糖尿病患者和应激性高血糖的患者	用于癌症患者的肠内营养	胃肠道功能能完整的营养不良患者
包装	500 ml/瓶	320 g/听	500 ml/瓶	500 ml/瓶	500 ml/瓶	500 ml/瓶	500 ml/瓶	500 ml/瓶	500 ml/瓶	500 ml/瓶	500 ml/瓶
热量（kcal/瓶）	500	1500	500	750	375	500	500	750	450	650	750

【参考文献】

［1］蒋朱明.重症患者营养支持［M］.北京：人民卫生出版社，2008.

［2］刘敏.肠内营养制剂临床应用现状分析［J］.中国现代药物应用.2016，10（8）：272-273.

［3］缪琴，王蕾蕾，何芳，等.肠内营养制剂对肌肉衰减综合征患者肌力和肌含量的影响［J］.全科医学临床与教育.2016，14（5）：499-502.

［4］Bass D J, Forman L P, Abrarms S E, et al. The effect of dietary fiber in tube-fed elderly patients ［J］. Jrgerontol Nurs, 1996, 22（10）：37-44.

［5］Belknap D, Davidson L J, Smith C R. The effects of psyllium hydrophilic mucilloid on diarrhea in enterally fed patients［J］. Heart Lung, 1997, 26：229-237.

［6］Wong K. The role of fiber in diarrhea management［J］. Suppport Line, 1998, 20（6）：16-20.

［7］Schultz AA, Ashby-Hughes B, Taylor R, et al. Effects of pectin on diarrhea in critically ill tube-fed patients receiving antibiotics［J］. Am J Crit Care. 2000 Nov；9（6）：403-411.

［8］Scaife C L, Saffle J R, Morris S E. Intesitnal obstruction secondary to enteral feedings in burn trauma patients［J］. Trauma, 1999, 47：859-863.

［9］McIvor A C, Meguid M M, Curtas S, et al. Intestinal obstruction from Cedal Bezoar：a complication of fiber-containing tube feedings［J］. Nutrition, 1990, 6：115-117.

第四章　肠内营养耐受性监测

第一节　胃残余量监测技术

【目的】

1. 动态监测观察患者胃残余量的变化，及时发现异常并处理，减少并发症。

2. 监测胃残余量，为临床医生诊断和治疗提供可靠的依据。

【要求】

规范操作流程，准确掌握测量方法，减少人为误差。

【操作流程】

方法一：空针抽吸法

1. 素质要求
服装整洁。

2. 核对医嘱
双人进行。

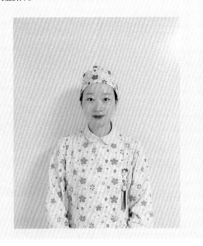
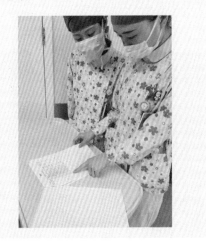

3. 洗手
洗手、戴口罩。

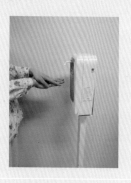

4. 用物准备
一次性 60 ml 空针、一次性换药碗、一次性无菌治疗巾、一次洗无菌纱布、温开水、橡皮筋、别针、听诊器、治疗单。

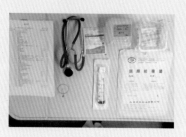

5. 评估
确定胃管是否在胃内：
（1）用 60 ml 针筒抽吸是否有胃液；
（2）向胃内打气，听胃内是否有气过水声。

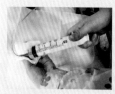 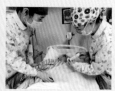

6. 核对、解释
采用两种身份识别的方式核对患者。

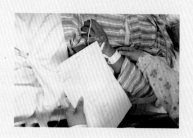

7. 体位准备
使患者仰面平卧位。

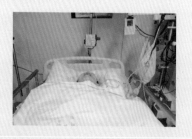

8. 铺巾
铺无菌治疗巾，放置无菌纱布。

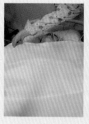 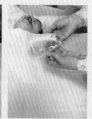

9. 断连接
取下固定别针，断开输注接头。

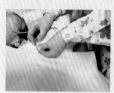 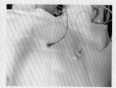

10. 抽吸胃液
60 ml 空针直接抽吸胃液。

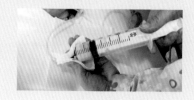

11. 观察
观察抽吸胃液的色、质、量，在抽吸过程中观察患者反应。

12. 回输胃液
回输抽吸出的为内容物。

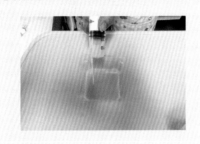
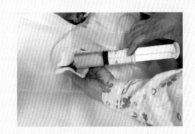

13. 冲管连接
回输结束后，温开水冲管，连接输注泵管接口，接口处予无菌纱布包裹固定。

14. 固定
将胃管妥善固定。

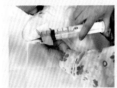
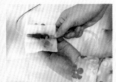
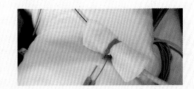

15. 操作注意事项

（1）胃残余量大于 150 ml 即暗示胃肠道排空障碍的缓慢和有呕吐发生的风险；2 次以上胃残余量大于 200 ml 或一次大于 250 ml 即为误吸发生的独立因素；胃残余量监测联合呕吐的发生、临床胃肠道功能症状的表现，增加了并发症发生的可能。

（2）注意无菌操作。

（3）在回抽及回输胃内容物必须倾听患者主诉，观察患者面色反应，胃内容物的色泽、性质和量，若出现疼痛、呛咳等应立即停止操作。

（4）安置患者于合适体位。

方法二：超声下判断法

1. 素质要求
服装整洁。

2. 核对医嘱
双人进行。

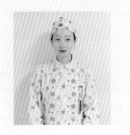
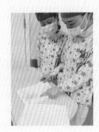

3. 洗手
洗手、戴口罩。

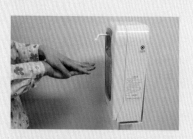

4. 用物准备
超声仪、治疗单。

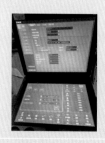

5. 核对、解释
采用两种身份识别的方式核过水声。

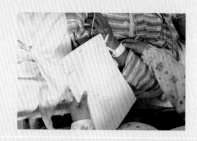

6. 体位准备
使患者仰面右侧卧位。

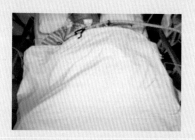

7. 开机
连接电源，开启超声仪。

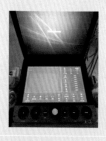

8. 选择探头
根据探测部位选择适当探头。

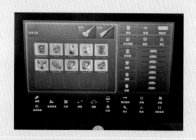

9. 参数设置
设置超声技术参数；
设置适当的增益效果；
设置深度（一般腹部设置范围在 5 ~ 10 cm）。

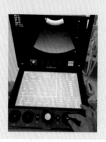

10. 涂导电胶
均匀涂抹导电胶。

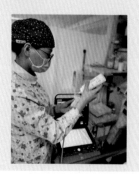

续表

11. 定位	12. 测量
探头置于右上腹斜向扫查。	确定图像并冻结，进行面积测量。

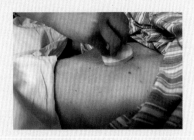

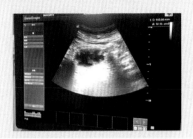

13. 注意事项

（1）减少人为误差：应进行相关知识培训考核，规范操作流程，准确掌握测量方法。

（2）专人动态监测，测量结果与病情不符时，排除影响因素重复测量 2~3 次去平均值。

（3）胃内容物小于设置速率时增加滴入速度；大于等于设置速率时维持原来滴入速度；小于设置速率 2 倍时减慢鼻饲速度，或出现呕吐、反流、腹胀等并发症时暂停肠内喂养，观察 2 h 后再外抽，将监测的结果向医生汇报并建议使用胃动力药物。

（4）严格无菌操作。

【参考文献】

［1］Gungabissoon U, Hacquoil K, Bains C, et a1. Prevalence, risk factots, clinical consequences, and treatment of enteral feed intolerance during critical illness［J］. J Parenter Enteral Nutr, 2015, 39（4）：441-448.

［2］Cahill N E, Murch L, Jeejeebhoy K, et a1. When early enteral feeding is not possible in critically ill patients：results of a multicenter observational study［J］. J Parenter Enteral Nutr, 2011, 35（2）：160-168.

［3］Qiu C, Chen C, Zhang W, et a1. A fat-modified enteral formula improves feeding tolerance in critically ill patients：a multicenter, singleblind, randomized controlled trial［J］. J Parenter Enteral Nutr, 2015, 9（8）：26350918.

［4］Reintam B A, Starkopf J, Kirsimagi U, et al. Definition, prevalence, and outcome of feeding intolerance in intensive care. asyetematic review and meta-analysis［J］. Acta Anaesthesiol Scand, 2014, 58（8）：914-922.

［5］Metheny N A, Schallom L, Oliver, D A, et al. Gastric residual volume and aspiration in critically ill patients receiving gastric feedings［J］. American Journal of Critical Care, 2008, 17（6）：512-519.

[6] 张丽荣,何伟,李彤,等.超声监测胃动力指导危重患者肠内营养的应用[J].肠内与肠外营养,2011,18(6):341-347.

第二节　腹腔压监测技术

【目的】

1. 动态监测观察患者的腹内压变化,及时发现异常并处理,减少并发症。

2. 监测腹内压为临床医生诊断和治疗提供可靠的依据。

【要求】

【操作流程】

方法一:经尿道膀胱手工测量法

1. 素质要求 服装整洁。	2. 评估 (1)评估患者的病情、意识状态、自理和合作程度; (2)评估患者尿管或膀胱造瘘管置管及排空情况; (3)评估有无影响UBP值测量的其他干扰因素,如烦躁不安、机械通气、使用胸腹带、棉被过重。
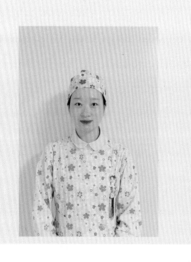	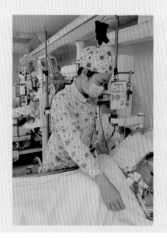

3. 洗手
洗手、戴口罩。

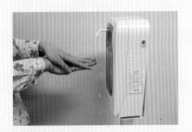

4. 用物准备
无菌治疗盘、一次性20 ml空针、生理盐水20 ml、无菌手套、一次性无菌尿液引流袋、一次性无菌治疗巾、安尔碘消毒液、棉签、橡皮筋、别针、卷尺、治疗单。

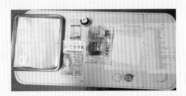

5. 核对、解释
采用两种身份识别的方法进行患者身份确认（腕带、反问式）。

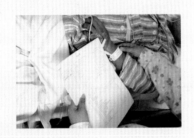

6. 体位准备
使患者仰面平卧位。

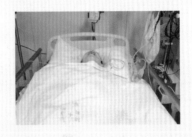

7. 铺巾
将治疗巾放置于患者暴露的尿管下。

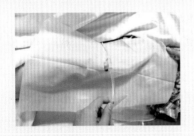

8. 夹闭尿管
使用止血钳夹闭尿管。

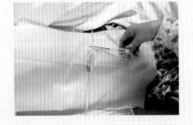

9. 戴手套
按照戴手套要求佩戴；
未戴手套的手不可接触到手套外面。

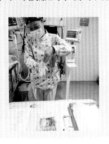

10. 断连接
断开尿管与引流袋。

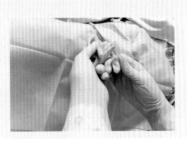

11. 洗手
六步洗手法正确洗手。

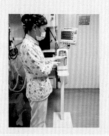

12. 消毒
安尔碘消毒尿管口。

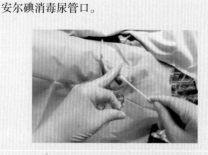

13. 更换引流袋
将引流袋与尿管连接（注意无菌操作）。

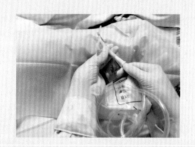

14. 注入生理盐水
夹闭引流端，消毒尿管穿刺部位注入 25 ml 生理盐水。

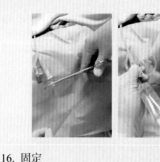

15. 测量
断开注射器端通大气压，打开引流端，定位耻骨联合，提高引流管，于呼气末，视线平视刻度线读出数值。

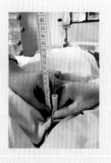

16. 固定
（1）在距腹股沟 15～20 cm 处贴一透明贴膜；
（2）在透明贴上贴剪切好的固定贴，将气切带穿插剪空处；
（3）将导尿管用气切带固定，打活结，方便每次护理操作使用。

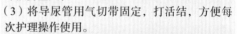

17. 注意事项：
（1）减少人为误差：应进行相关知识培训考核，规范操作流程，准确掌握测量方法。
（2）专人动态监测，测量结果与病情不符时，排除影响因素重复测量 2～3 次去平均值。
（3）IAP < 12 mmHg 时，q8h 监测；IAP > 12 mmHg 时，q4h 监测。一旦发现 IAP 增高的征象，如患者出现腹胀、腹痛、腹部膨隆等肠道损伤征象，应及时通知医生处理。
（4）严格无菌操作，防止发生泌尿系逆行性感染，连续测压患者，每 72 h 更换测压管路及压力套装，每 24 h 更换冲洗生理盐水，"测压尿袋装置"每 7 天更换一次。

方法二：尿动力监控仪测量法

1. 素质要求
服装整洁。

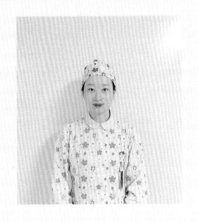

2. 评估
（1）评估患者的病情、意识状态、自理和合作程度；
（2）评估患者尿管或膀胱造瘘管置管及排空情况；
（3）评估有无影响 UBP 值测量的其他干扰因素，如烦躁不安、机械通气、使用胸腹带、棉被过重。

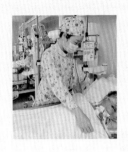

3. 洗手
洗手、戴口罩。

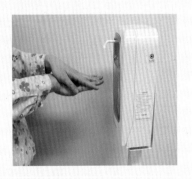

4. 用物准备
一次性使用压力传感套装、一次性无菌治疗巾、检查手套、安尔碘消毒液、棉签、三通配件。

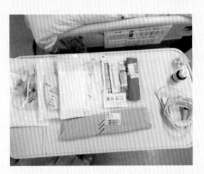

5. 核对、解释
采用两种身份识别的方法进行患者身份确认（腕带、反问式）。

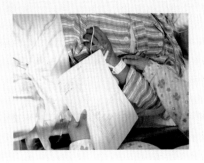

6. 体位准备
使患者仰面平卧位。

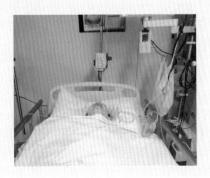

7. 制作"测压尿袋装置"

（1）建立无菌区，将三通、输血器、无菌剪刀等无菌物品置入无菌区；

（2）戴无菌手套在无菌区内操作：剪取下输血器接头，在距尿袋接头处约 5～10 cm 处剪取连接接头，呈"一"字形连接测压器、三通、输血器口及尿袋口，第二个三通一侧端口连接尿管，一侧端口连接引流袋。

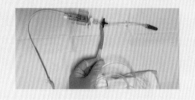

8. 抽吸生理盐水

抽吸 25 ml 生理盐水备用。

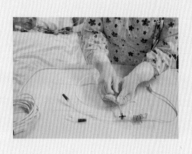

9. 铺巾，断连接

充分暴露患者尿管，并在尿管与尿袋连接处铺无菌治疗巾，夹闭尿管，放下床栏，分离原有尿管和尿袋接口。

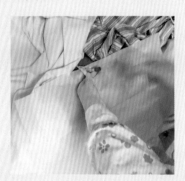

10. 消毒，连接

用安尔碘棉签消毒尿管接口（消毒 2 遍，注意消毒横切面和外围），连接"测压尿袋装置"，并悬挂于床边，打开尿管。

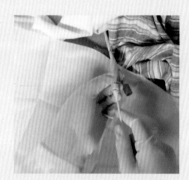

11. 模块连接

（1）将压力监测模块置入监护仪内；

（2）连接压力传感器测压模块导线及测压装置；

（3）保证测压系统连接正确、紧密，排气，备用。

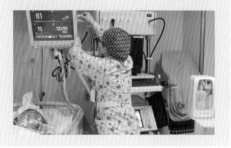

12. 注入生理盐水

再次核对患者身份信息，关闭尿液引流端，通过三通向膀胱内匀速缓慢注入生理盐水，等待时间约 1 min。

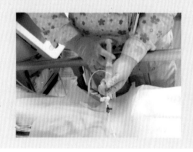

13. 定位/调节零点

（1）测压定位：使压力换能器零点置于腋中线，保证测压管路通畅，无扭曲打折；

（2）调节零点：将传感器通大气，然后按监护仪上的调零按钮。

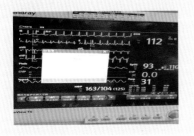

14. 读数

校准零点正确后，在平卧静息状态，使腹肌无收缩情况下，排除干扰因素后观察监护仪上曲线变化，待稳定后读数，在呼气末读数，以"mmHg"为单位。

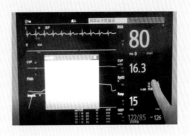

15. 引流

读数结束后，关闭测压端，打开引流端进行尿液引流。

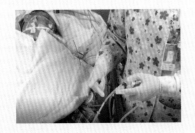

16. 整理/记录

整理床单位，协助患者取舒适卧位；洗手、记录。

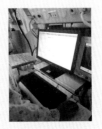

17. 注意事项：

（1）减少人为误差：应进行相关知识培训考核，规范操作流程，准确掌握测量方法；

（2）专人动态监测，测量结果与病情不符时，排除影响因素重复测量 2～3 次去平均值；

（3）IAP < 12 mmHg 时，q8h 监测；IAP > 12 mmHg 时，q4h 监测。一旦发现 IAP 增高的征象，如患者出现腹胀、腹痛、腹部膨隆等肠道损伤征象，应及时通知医生处理；

（4）严格无菌操作，防止发生泌尿系逆行性感染，连续测压患者，每 72 h 更换测压管路及压力套装，每 24 h 更换冲洗生理盐水，"测压尿袋装置"每 7 天更换一次。

方法三：尿动力监控仪测量法

1. 素质要求
服装整洁。

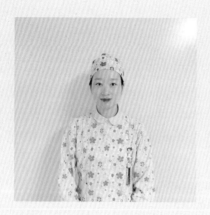

2. 评估
（1）评估患者的病情、意识状态、自理和合作程度；
（2）评估患者尿管或膀胱造瘘管置管及排空情况；
（3）评估有无影响 UBP 值测量的其他干扰因素，如烦躁不安、机械通气、使用胸腹带、棉被过重。

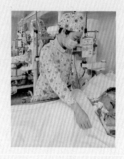

3. 洗手
洗手、戴口罩。

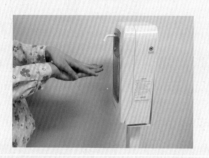

4. 用物准备
一次性使用压力传感套装、一次性无菌治疗巾、检查手套、安尔碘消毒液、棉签、三通配件。

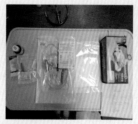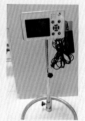

5. 核对、解释
采用两种身份识别的方法进行患者身份确认（腕带、反问式）。

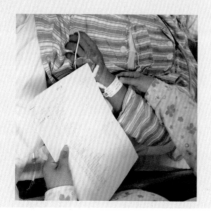

6. 体位准备
使患者仰面平卧位。

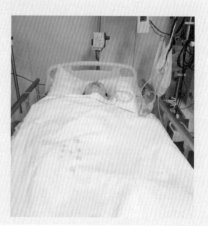

7. 铺巾

将治疗巾放置于患者暴露的尿管下。

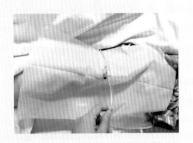

8. 夹闭尿管

使用止血钳夹闭尿管。

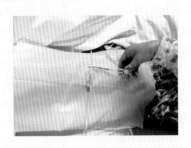

9. 戴手套

按照戴手套要求佩戴；

未戴手套的手不可接触到手套外面。

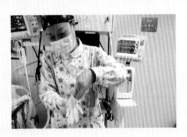

10. 连接测压管路

连接压力传感器与三通配件。

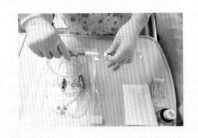

11. 消毒

安尔碘消毒尿管口。

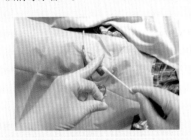

12. 连接管路

将测压管路与尿管连接。

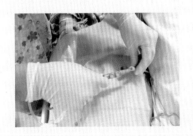

13. 安装测压装置

一次性膀胱压力传感器插入监控仪左侧卡槽；

尿袋标记刻度一侧朝外挂在监控仪挂钩下。

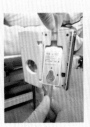 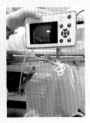

14. 开机自检

（1）长按监控仪面板开关机键3 s；

（2）设备开机，开机完成自检；

（3）出现患者类型选择提示框，选择新患者。

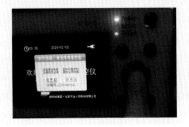

15. 进入归零界面

进入尿量、膀胱压力、直肠压力归零界面，提示正在归零，按"OK"键，弹出"归零完成"提示框，归零完成。

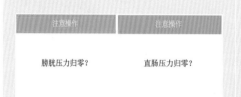

16. 调零高度设置

进入全局参数设置界面，调零高度调至 0，调零高度为设备调零刻度线到患者耻骨联合的高度。

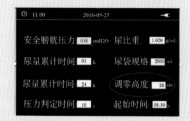

17. 模式选择

按监控仪前面板的 🏠 键，切换至主菜单，进入模式选择界面，六种模式，选择畅通模式，进行排尿。

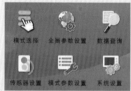

18. 测压定位

于患者平卧位，固定测压传感器于耻骨联合水平位。

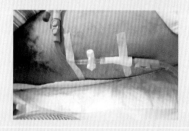

19. 测压模式选择

按监控仪前面板的 🏠 键，切换至主菜单，选择定时模式。

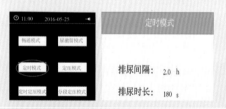

20. 通大气

关闭患者端尿管通大气。

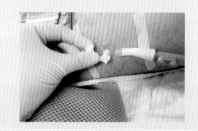

21. 膀胱压归零

按监控仪前面板的 🏠 键，切换至主菜单，选择膀胱压力归零。

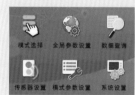

22. 测压

监测管路恢复原位，监测界面确定膀胱压为 0，在定时模式下等 3～30 min，观察此时的膀胱压力值，即为腹腔压力值。

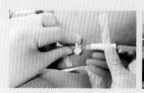

续表

23. 肾衰竭、少尿、无尿患者的测量

畅通模式下先将生理盐水通过尿管上的注射口充满尿管，之后切换为定时模式，再通过注射口注射 10～25 ml，正常情况下即可获得腹内压力值。

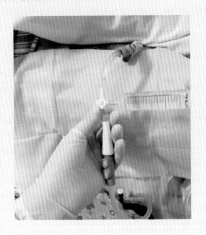

24. 注意事项：

（1）减少人为误差：应进行相关知识培训考核，规范操作流程，准确掌握测量方法；

（2）专人动态监测，测量结果与病情不符时，排除影响因素重复测量 2～3 次去平均值；

（3）IAP＜12 mmHg 时，q8h 监测；IAP＞12 mmHg 时，q4h 监测。一旦发现 IAP 增高的征象，如患者出现腹胀、腹痛、腹部膨隆等肠道损伤征象，应及时通知医生处理；

（4）严格无菌操作，防止发生泌尿系逆行性感染，连续测压患者，每 72 h 更换测压管路及压力套装，每 24 h 更换冲洗 NS，"测压尿袋装置"每 7 天更换一次。

【参考文献】

［1］顾朝丽，徐志华，屠新丽，等 . 腹内压监测对危重症患者早期空肠营养实施的影响［J］. 护士进修杂志，2008（2）：1833-1835.

［2］茅艇华，邵小平 . 腹内压监测辅助 IAH/ACS 高危患者行肠内营养支持治疗［J］. 肠外与肠内营养，2018，25（2）：111-115.

［3］Mallbrain M L, Chiumello D, Pelosi P, et al. Incidence and progonsis of intranet-abdominal hypertension in a mixed population of critically illpatients: a multiple-center epidemiologieal study［J］. Crit Care Medicine, 2009, 33（12）：315-322.

［4］Cheng J, Wei Z, Liu X, et al. The role of intestinal mucosa injury induced by intra-abdominal hypertension in the development of abdominal compartment stydrome and multiple organ dysfunction syndrome［J］. Critical Care, 2013, 17（6）：R283.

［5］Cheatham M L, Malbrain M, Kirkpatrick A, et al. Results from the international conference of experts on intra-abdominal hypertension and abdominal compartment syndrome. Ⅱ Recommendations[J]. Intensive Care Medicine, 2007, 33(6): 951-962.

[6] Malbrain M, Cheatham M L, Kirkpatrick A, et al. Results from the international conference of experts on intra-abdominal hypertension and abdominal compartment syndrome. Ⅰ. Definitions[J]. Intensive Care Medicine, 2006, 32(11): 1722-1732.

[7] 向艳, 王丽竹. ICU 患者经膀胱行腹内压监测时的影响因素研究进展[J]. 当代护士(下旬刊), 2018(6).

[8] 伍珺, 杨海燕. 急诊 ICU 患者腹内压监测及危险因素观察[J]. 国际护理学杂志, 2015(20): 2799-2801.

[9] 高春华, 陈秋红. ICU 传感器测腹内压简易连接装置的制作及应用[J]. 中国实用护理杂志, 2014, 30(4): 44-45.

[10] 胡莉, 王小芳, 庞志强. 腹内压监测的研究进展[J]. 护理实践与研究, 2013, 10(16): 123-125.

[11] 林玫瑞, 袁琳, 黄雪琴. 腹内压监测在综合 ICU 的临床观察和应用[J]. 中国实用医药, 2012, 07(9): 30-31.

第三节　气囊压的监测技术

【目的】

动态监测观察患者的气囊压力的变化，及时发现异常并处理，减少并发症。

【要求】

1. 患者的安静状态、呼吸机参数设置等评估准确。

2. 气囊压力手法测量准确。

3. 如出现不正常范围，及时进行调节。

【操作流程】

1. 素质要求
服装整洁。

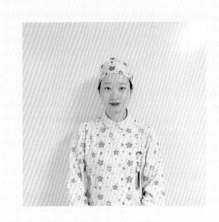

2. 评估
（1）评估患者的病情、意识状态、自理和合作
程度等；
（2）评估患者气管导管或气切导管在位情况；
（3）评估有无影响气囊压测量的其他干扰因素，
如烦躁不安、机械通气参数设置等；
（4）检查气囊压力表。

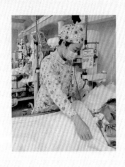

3. 洗手
洗手、戴口罩。

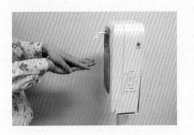

4. 用物准备
无菌治疗盘、一次性无菌治疗巾、一次性酒精
棉片、一次性延长接管、气囊压力表、治疗单。

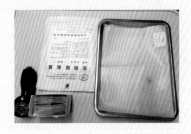

5. 核对、解释
采用两种身份识别的方法进行患者身份确认
（腕带、反问式）。

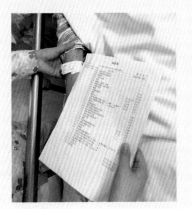

6. 体位准备
使患者仰面平卧位。

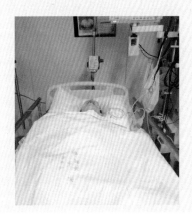

7. 铺巾
将治疗巾放置于患者前胸部。

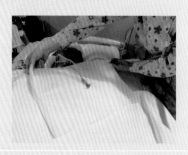

8. 测压器注气开关关闭（保持气囊压力保持在 30 cmH₂O。）

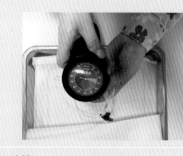

9. 消毒
消毒气管套管的气囊接口。

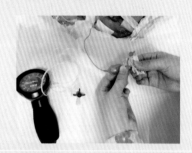

10. 连接
将气囊压力表与气管套管气囊接口连接。

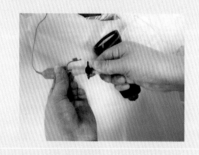

11. 读数
打开气囊压力表开关，读取当前气囊压力数值，是否在正常范围。

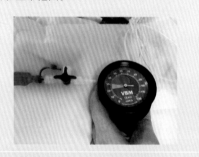

12. 关闭压力表
测压结束后，将气囊压力表开关关闭。

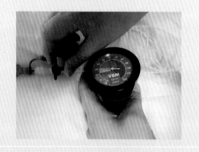

13. 更换引流袋
将气囊压力表与气管套管气囊接口断开，气囊接口处盖帽旋紧。

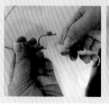

14. 整理 / 记录
整理床单位，协助患者取舒适卧位。

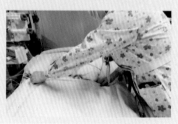

续表

15. 注意事项：
（1）定时监测气囊压力（4~6 h），禁忌在患者咳嗽时测量；
（2）避免过多、过快地充入或抽出气囊气体；
（3）患者出现烦躁不安、心率加快、SpO$_2$下降、呼吸机低压报警或低潮气量报警时，应重新监测气囊压力；
（4）呼吸机持续低压报警，在气管插管处听到漏气声或者用注射器从气囊内无限抽出气体时，可能为气囊破裂，立即通知医生处理；
（5）放气前，应先进行气囊上滞留物的清除。

【参考文献】

［1］杨维，邬敏志，黄海英，等. 持续人工气道气囊压力控制对呼吸机相关肺炎发生率的影响［J］. 护理实践与研究，2018，15（4）：45-46.

［2］叶向红，彭南海，倪元红，等. 腹腔高压行机械通气患者肠内营养期间微误吸的预防［J］. 解放军护理杂志，2011，28（5）：21-24.

［3］Lorente L, Lecuona M, Jiménez A, et al. Continuous endotracheal tube cuff pressure control system protects against ventilator-associated pneumonia［J］. Critical Care, 2014, 18（2）: R77.

［4］Ranaweera J. Measurement of endotracheal tube cuff pressure in ICU patients［J］. Sri Lankan Journal of Anaesthesiology, 2013, 21（1）.

［5］Lizy C, Swinnen W, Labeau S, et al. Cuff pressure of endotracheal tubes after changes in body position in critically ill patients treated with mechanical ventilation［J］. American Journal of Critical Care, 2014, 23（1）: e1-e8.

［6］吴彦烁，宿桂霞，尹彦玲，等. 人工气道气囊工艺与压力监测技术的研究进展［J］. 护理研究，2018，1（32）：18-21.

［7］吴超，沈梅芬. 影响人工气道气囊压力相关因素的研究进展［J］. 护士进修杂志，2014（4）：323-325.

［8］么颖，余慕明，刘艳存，等. 持续监测和控制人工气道气囊压力对机械通气患者呼吸机相关肺炎发生率影响的 Meta 分析［J］. 中华危重症医学杂志（电子版），2016（6）：389-393.

［9］孙琴，仲悦萍，陈晓艳. 机械通气患者气囊压力监测间隔时间的探讨［J］. 当代临床医刊，2016（6）：2693-2694.

［10］Talekar C R, Udy A A, Boots R J , et al. Tracheal cuff pressure monitoring in the ICU：a literature review and survey of current practice in Queensland［J］. Anaesthesia& Intensive Care, 2014, 42（6）：761–770.

［11］Alcan A O, van Giersbergen M Y, Dincarslan G, et al. Effect of patient position on endotracheal cuff pressure in mechanically ventilated critically ill patients［J］. Australian Critical Care, 2017, 30（5）：267–272.

［12］袁丽荣, 李淑花, 商临萍, 等 . 提高人工气道患者气囊压力监测有效率的实践研究［J］. 循证护理, 2017（1）：67–69.

第五章 肠内营养并发症预防及处理

肠内营养（enteral nutrition，EN）是指通过口腔、鼻腔或胃肠造瘘口等通道将喂养管插入胃内或肠道内，从中输入水及各种营养物质的营养支持方法，能够为机体提供充足的热量和其他各种营养物质。根据导管插入的途径不同分为：鼻胃管、口胃管、鼻肠管、空肠造瘘管、胃造瘘管，临床上最常见的途径为鼻胃管和鼻肠管。

肠内营养自 20 世纪 50 年代应用于临床治疗以来，已经获得了广泛的应用。以往的肠内营养主要关注为特殊患者提供营养，促进疾病的恢复；近年来，随着对胃肠道结构和功能的研究不断深入，人们逐渐认识到胃肠道不仅具有消化吸收功能，同时还具有重要的免疫功能，与此同时，营养支持的目的也不再是单纯的能量供给、维持正氮平衡，而转变为维持组织细胞的正常代谢，促进组织修复，调整各器官生理功能，改善肠黏膜的屏障功能，促进胃肠功能的恢复，防止肠绒毛萎缩，刺激肠道血液灌注，保护肠道免疫功能和促进患者机体恢复。

营养支持疗法包括肠内营养和肠外营养。相对于肠外营养，肠内营养更加符合人体营养摄入的生理特点，既能维护肠道的正常结构，促进其生理功能的恢复，又能充分地消化和吸收食物中的营养物质，保证患者机体内环境的稳定，避免肠外营养所导致的各种代谢并发症和导管并发症，还可以加快伤口的愈合，促进蛋白合成，减少应激性溃疡的发生，因此当胃肠道有功能并且安全时，肠内营养是患者营养支持的首选方法。

由于感染、创伤、心理等原因，住院患者常处于应激状态，分解代谢增多，对营养物质的吸收和利用减少，机体处于负氮平衡状态，对患者的康复有诸多不利影响。在疾病早期对患者进行营养支持尤为重要，但肠内营养并发症的发生限制了营养支持效果，增加了患者的住院时间和经济负担，已成为患者实施肠内营养的重要障碍。

肠内营养的并发症通常分为五个方面：机械性并发症、胃肠道并发症、感染性并发症、代谢性并发症和精神心理影响。胃肠道并发症最为常见，主要包括腹泻、腹胀、恶心、呕吐、便秘等；代谢性并发症主要包括血糖波动，水、电解质平衡紊乱，脱水，水肿等；感染性并发症主要为吸入性肺炎；机械性并发症主要包括鼻胃管或鼻肠管堵塞、鼻咽部及食管黏膜损伤、喂养管拔出困难、胃－食管反流等。

肠内营养并发症的既往研究主要集中在肠内营养相关性腹泻方面，对其他并发症的研究相对较少。已有研究显示，肠内营养液日鼻饲量的增加、肠内营养前禁食、应用钾制剂、EN 期间发生低蛋白血症、机械通气、应用镇静剂、应用抗生素是肠内营养相关性腹泻的独立危险因素；逐渐增加肠内营养液日鼻饲量、肠内营养前注入温水是肠内营养相关性腹泻的保护因素；应用含纤维的肠内营养液、在肠内营养治疗期间辅以高纤维食物、腹部按摩，被认为能够改善肠内营养患者的便秘发生情况。

胃残留量也常被作为研究对象。在临床实际工作中，通常要求每 4～6 h 测量一次胃残留量，胃残留量达到 150～500 ml 被认为是停止肠内营养的阈值。然而研究并未发现，这些阈值能有效反映胃排空障碍的程度或影响反流误吸的风险；在没有其他消化道症状的前提下，依据胃残留量来指导肠内营养的实施反而可能导致不必要的肠内营养中断。而且胃内容物量无法直接用肉眼观察、频繁回抽胃内容物既增加了工作量及消化道损伤的可能性，还有可能降低肠内营养治疗效果。因此，用胃残留量指导肠内营养的实施是否合适，尚待证实。

本书就肠内营养患者治疗期间发生肠内营养并发症的危险因素及处理措施进行详细介绍，内容包括堵管、恶心、呕吐、腹胀、腹痛、腹泻和高血糖等最常见并发症，探讨其危险因素及预防和处理的方法，以期为临床护理工作者预防和处理肠内营养并发症，提高肠内营养患者的舒适度和耐受性，顺利实施肠内营养治疗，进而发挥其最大效用提供借鉴和参考。

【参考文献】

［1］李伦超，单凯，赵雅萍，等 . 2018 年欧洲肠外肠内营养学会重症营养治疗指南（摘译）
　　　［J］. 临床急诊杂志，2018（11）：1.

［2］Codner P A. Enteral nutrition in the critically ill patient［J］. Surgical Clinics of North

America, 2012, 96（6）：1484-1501.

［3］Thibault R, Graf S, Clerc A, et al. Diarrhoea in the ICU：respective contribution of feeding and antibiotics［J］. Critical Care, 2013, 17（4）：153.

［4］高岩, 赵鸣雁, 安群. 危重患者早期肠内营养相关并发症分析［J］. 中国综合临床, 2004, 20（2）：126-127.

［6］赵秋玲, 杨全峰, 李富军, 等. 肠内营养患者药物相关性腹泻危险因素调查［J］. 实用医学杂志, 2009, 25（18）：3150-3152.

［7］朱琳, 刘可, 张利峰. ICU患者肠内营养期间腹泻影响因素病例对照研究［J］. 护理学报, 2015, 22（01）：46-49.

［8］李磊, 沈梅芬, 等. 重型颅脑外伤患者早期肠内营养不耐受的多因素分析［J］. 护士进修杂志, 2012, 27（20）：1832-1835.

［9］Reintam B A, Deane A M, Fruhwald S. Diarrhoea in the critically ill［J］. Current Opinion in Critical Care, 2015, 21（2）：142-153.

［10］危娟, 林凤英, 等. ICU患者肠内营养期间腹泻的相关因素分析［J］. 中华护理杂志, 2015, 50（08）：954-959.

［11］卓紫虹. 纤维型肠内营养制剂改善长期卧床患者便秘症状的效果观察［J］. 现代医院, 2010, 10（02）：60-61.

［12］钱萍萍, 张海燕, 等. 苹果泥预防和改善长期管饲患者腹胀与便秘的疗效观察［J］. 中国康复理论与实践, 2008, 14（10）：982-983.

［13］安莉, 闫奕, 高亚娜, 等. 鲜梨汁和腹部按摩联合应用预防鼻饲患者便秘［J］. 中国医药导报, 2011, 08（29）：165-166.

［14］Koekkoek K W, Van Zanten A R. Nutrition in the critically ill patient［J］. Current opinion in Anaesthesiology, 2017, 30（2）：178-185.

［15］Elke G, Felbinger T W, Heyland D K. Gastric residual volume in critically ill patients：a dead marker or still alive?［J］. Nutrition in Clinical Practice, 2014, 30（1）：59-71.

［16］Deane A, Chapman M, Fraser R, et al. Mechanisms underlying feed intolerance in the critically ill：implications for treatment［J］. World J Gastroenterol Clin North Am, 2007, 13（29）：3909-3917.

［17］Mallampalli A, Mc Clave S A, Snider H L. Defining to lerance to enteral feeding in the intensive care unit［J］. Clinical Nutrition Research, 2000, 19（4）：213-215.

第一节　堵管的预防与处置

酸性药物所致营养液中蛋白质凝固，或者较为黏稠的营养液在肠内营养治疗结束后未被及时冲洗或冲洗不充分时，很容易导致营养液中的蛋白质、糖类等成分附着在营养管的管壁，进而造成堵塞。营养管堵塞（以下均简称为"堵管"）是肠内营养患者常见的并发症。据文献报道，国外肠内营养管堵塞发生率为6%～10%，国内发生率高达62.9%。因此，营养管的维护是肠内营养得以顺利实施的重要环节。

一、堵管的原因

1. 结构性因素

随着以"患者为中心"的健康服务理念不断深入，临床上更倾向于选择较柔软材质和较细的营养管道，以减轻对患者鼻腔刺激，减少患者的痛苦。但也正是因为营养管道的这种结构特点，黏稠度高的营养液长时间持续输注，更容易导致营养液附着于管腔内壁，使管腔变窄，增加了管腔堵塞的概率。

2. 营养管留置时间

研究发现，营养管留置时间越长，营养制剂或药物碎屑聚集在营养管内的概率越大，堵管概率也越高。定期更换营养管可有效预防这一并发症的发生。通用的硅胶胃管可每月更换1次；PEG（J）置管通常不予常规更换，使用时间更长，堵管机会加大。刘素娥等发现，留置十二指肠营养管或空肠营养管时间较长时（超过12天），发生堵管的概率明显增加。而且相对于白天，堵管时间大多数发生在晚上或者是第二天早上，可能是由于白天冲洗管道的次数较多，而晚上间隔的时间则较长，不能很好地冲洗掉管壁附着的沉淀物。

3. 营养制剂的黏稠度

黏稠度大的营养液较黏稠度小的更容易发生堵管。张东霞等使用瑞代（Fresenius Kabi）通过鼻空肠管行肠内营养，结果显示40例全部发生堵管，考虑原因之一为该营养液中膳食纤维相对分子质量大，黏稠度高，相比要素制剂容易发生堵管。黏稠度大的营养液还包括添加水果、蔬菜等的匀浆制剂，颗粒大，黏稠度高，加之未用双层纱布过滤掉较大渣质、食物选择不合理等制作方面的问题，若管饲中或管饲后未注意及时冲洗，更容易引起堵管。王丽还指出配好的营养液在容器中悬挂的时间不应超过 8 h,配制时间过久,食物可能变质凝固,导致堵管。营养液未充分混匀会使营养液中沉积物蓄积,从而导致堵管。因此,在临床护理工作中,如果营养液为黏稠度高、颗粒大的物质时,应适当增加冲管的时间和频率。

4. 不恰当的用药方式

不恰当的用药方式包括:药物未充分磨碎;药物磨碎混合后出现配伍禁忌形成块状;灌注食物、药物后没有冲管,致使食物、药物和营养液发生反应附着在管壁上,不仅会破坏营养制剂的稳定性、降低药物疗效,影响患者康复,也增加了堵管的风险。如口服钾容易与营养液反应形成凝块;酸性药片与含整蛋白的膳食一起输注更易引起凝固。

5. 输注方式及速度

Piciucchi 等认为,要有效预防营养管的堵塞,输注营养液时最好选择输注泵,根据患者病情变化和医嘱,使用肠内营养泵在恒温下稳定、匀速输入稳定浓度的营养液。张玉兰等研究也证实了该观点。相对于注射器,营养泵能更好地控制速度,减少堵管发生的可能性。在没有条件的基层医院,即使不使用营养泵,而用重力滴注的改良匀浆膳鼻饲法也比推注方法更好。而慢速滴注发生堵管的概率远高于使用营养泵者,可能与慢速滴注没有报警模式,管路发生轻微堵塞时不易发现,无法及时处理有关。

在使用营养泵时,泵速越慢,堵管的概率越大,尤其是使用管径较细的空肠营养管时。刚开始置入空肠管的患者由于胃肠道尚未适应,多给予缓慢输注速度,一般为 10 ~ 20 ml/h。此时,更易发生堵管,应加强观察和巡视,在情况允许时尽量使用营养泵输入,发现问题及时处理。而较快的泵注速度(大于50 ml/h)能减少堵管发生。也有研究认为,营养泵 24 h 均匀持续滴注更不易发生堵管。

6. 冲管方式

按照护理常规,患者鼻饲前后,护士均需冲管,防止营养液或药物残留造成营养管堵塞。研究表明,不同的冲管方式对堵管的发生影响不同。手推冲管方式发生堵管的概率高于营养泵冲管方式,可能与手推冲管不能保证定时、定量的冲管有关;而营养泵可以根据设置好的速度和时间进行自动冲管。相对于匀速推注温开水冲管,温开水脉冲式冲管方式可以有效降低肠内营养喂养管的堵管率。也有研究者尝试采用胰酶、碳酸氢钠、可乐等进行封管,均取得一定的效果，但是相关的适应证、禁忌证、具体配制剂量及有效程度等仍待进一步研究。

7. 加热器的使用

加热器在管道的同一处持续加热，可致营养液凝固变性，造成管路堵塞。输注时，营养液的温度应保持 37～39℃为宜，避免温度过高。质量较差的加热棒不能保证温度的恒定，局部加热的温度可达 60～70℃，不仅造成营养液中的蛋白质变性凝固导致营养管堵塞，更破坏了营养液的有效成分，使喂养目标有量无质；而质量较好的恒温加热器，因其价格昂贵无法在临床推广。

8. 营养管位置不当

护士未及时向患者及家属讲解应用鼻饲管的注意事项，患者活动、管道固定不牢固及长期营养液滴注等原因，营养管位置有所改变，可能误入口腔或扭曲、移位而阻塞。

二、预防营养管堵管的方法

1. 选择合适的营养管

肠内营养途径的选择，由患者的病情及临床评估决定。大多数患者可从低容量持续性胃内喂养开始，但对于反复发生胃内容物误吸、食管动力障碍且有反流史、或胃排空延迟者，更倾向于从空肠喂养开始。护士应根据患者年龄、身体发育、病情等具体情况选择粗细适宜的营养管。通常情况下，成人患者鼻饲选择 14～16 号；＞10 岁者与成人相近；6～10 岁 12～14 号；3～5 岁 10～12号；婴幼儿 8～10 号；早产儿、新生儿选择 6～8 号。

2. 尽可能使用肠内营养泵进行营养输注。

3. 遵循护理常规，做好营养管护理

（1）及时有效的冲管：美国肠外肠内营养学会（ASPEN）的指南推荐：每4 h 用 30 ml 温开水冲洗管道，每次中断喂养前后用 30 ml 温开水冲洗管道，能避免管道堵塞。冲洗方式以脉冲式冲管为佳；若管腔压力大，可以增加冲管的量和频率。避免使用大号注射器抽吸管道，以免因吸入肠黏液而导致管道堵塞。也可以使用微量泵冲管，冲洗液的量为机器内部设定，冲洗频率为 3～4 h 一次，若营养液的泵速较慢，可以适当增加冲管的次数。

（2）定期更换营养管。

（3）建议预防性使用胰酶和碳酸氢钠，胰酶包括胰蛋白酶、胰淀粉酶、胰脂肪酶的混合物，可以将这些堵管的物质转化为糖、脂肪等，在碱性条件下作用更强。Codner 等证实其通管较常规冲管更有效。

4. 正确鼻饲药物

有研究者对一家三级医院的调查结果显示，护士普遍缺乏正确鼻饲用药知识。建议可以与药剂师合作，通过开展培训课程，建立口服药物理性状数据库，对护士进行鼻饲用药培训，标识不可碾碎的药物，以减少药物堵管的发生。

（1）高渗性药物（茶碱、钾铁补剂等）、压碎的片剂（包括糖衣片）等容易导致营养管堵塞，需引起注意。在临床工作中，黏稠的药液需先用水稀释；片剂需碾碎成粉末状，内装粉剂的胶囊需打开，然后与少量温开水混匀后再注入营养管。缓释胶囊不能通过胃管鼻饲，因为缓释的目的是使药物通过小肠吸收而不在胃内消化，通过胃管鼻饲的是去除缓释作用后的药物，改变了药物的药理特性。

（2）关注药物与药物、药物与营养制剂间的相互作用。如苯妥英钠、卡马西平、华法林、氟喹诺酮类和质子泵抑制剂等，可与营养制剂相互作用，鼻饲此类药物时，需特别注意。建议每次最好只灌注一种药物，并与营养制剂分开注入。在每次鼻饲药物或营养液后，均应及时充分冲管。

三、营养管堵管后的处理措施

1. 使用温开水冲管

出现导管阻塞时，首先尝试用温开水行"压力冲洗"和"负压抽吸"交替进行的方法，同时用手反复捏挤体外部分管道，并调整患者体位，不可骤加压力，以免管道破裂。具体处理方法如下，供参考。

（1）暂停营养液的使用，增加冲管温开水的量 30~50 ml，并增加冲管频率，直至管路通畅；如无效，改用 10 ml 注射器，2 h 往管腔内注入温开水 30~50 ml，行反复正负低压冲洗管道；如还未通畅，使用 10 ml 注射器交替注入温开水及 5% 碳酸氢钠溶液反复低压冲洗管道，冲管压力由小到大；仍无效者可以使用胰酶溶液 10 ml 注入管内保留 30 min，待沉淀物溶解后，再用温开水反复低压冲洗管道，使其管道通畅。

（2）用 5.3~10.6 kPa（40~80 mmHg）的负压吸引和冲洗相结合，解决堵管问题。

2. 使用其他冲管液冲管

（1）使用 1 ml 注射器抽吸 38~40℃ 医用液状石蜡 1 ml，以逐渐加压脉冲式推注方法冲洗营养管。王丽等应用此方法使 12 例堵管患者营养管有效再通。考虑其原理为，1 ml 注射器压力大，液状石蜡可以润滑管道内壁，减少营养物质粘附管壁，也可溶解粘附在管壁的沉积物，使其脱落，还可溶解降低凝结物的紧密性，促使其松散，提高通管的成功率。但是需要注意的是，选用 1 ml 注射器冲管需慎重，因为其压力大容易将管路冲破。

（2）使用胰酶、碳酸氢钠加胰酶、可口可乐等冲管液：营养管堵塞最常见原因是药物或营养液粘附管壁，营养液中蛋白质凝固。胰酶制剂能够降解附着在管壁上的食物蛋白和碳水化合物，有效分解堵塞物；5% 碳酸氢钠溶液为碱性溶液，可中和当中的一些酸性物质，并可以溶解卵磷脂等成分；可口可乐的溶解机制可能与 pH 值为 2.6 的可口可乐酸化营养液以及释放 CO_2 达到溶解作用。向管内注入冲管液后，需夹管至少 5 min，使其与阻塞物质充分接触，然后按常规冲洗胃管并抽吸管内容物。

3. 使用清除堵塞的设备

用传统的冲管方法无法疏通时，可以考虑尝试在 X 线透视下用导丝进行疏通。在观察、确认导管无扭曲、无折叠的前提下，可使用鼻空肠营养管的导丝进行疏通。疏通过程中应密切观察患者的面色、生命体征、腹痛、腹胀、腹泻、呕吐等症状。如果管道置入时间较长，则不建议应用导丝疏通。

4. 更换营养管

以上方法均无法疏通时，直接更换营养管。

四、一种营养管堵塞的处理方法

【用物】

三通管一个，10 ml、20 ml 注射器各一个，可口可乐或碳酸氢钠溶液适量。

【方法】

1. 将三通管连接在营养管末端，转动三通管开关阀，关闭三通管的两个通口。

2. 20 ml 注射器接三通管主通口，10 ml 注射器抽出可口可乐或碳酸氢钠 10 ml，接三通管侧通口。

3. 两人合作，使三通管和营养管连接紧密不漏气。

4. 转动三通管开关阀，主通口开放，喂养管与主通口注射器相通。

5. 自营养管内抽吸空气—关闭—抽吸空气—关闭，重复以上操作 2 次或 3 次，使鼻肠管管道内为负压。

6. 转动三通管开关阀，关闭主通口，开放侧通口，喂养管与侧通口注射器相通，负压原理吸引可口可乐或碳酸氢钠溶液进入营养管道内，浸泡 30 min 后检查是否通畅。

7. 如仍未通畅可重复以上操作。

【参考文献】

[1] Powell K S, Marcuard S P, Farrior E S, et al. Aspirating gastric residuals causes occlusion of small more feeding tubes[J]. Journal of Parenteral & Enteral Nutrition, 1993, 17(3): 243.

[2] Reintam B A, Deane A M, Fruhwald S. Diarrhoea in the critically ill[J]. Current Opinion in Critical Care, 2015, 21(2): 142-153.

[3] Belknap D C, Seifert C F, Petermann M. Administration of medications through enteral feeding catheters[J]. American Journal of Critical Care, 1997, 6(5): 382-392.

[4] 刘素娥, 李梅, 程梅容. 食管癌术后患者十二指肠营养管堵管原因分析及护理[J]. 护理学报, 2010, 17(6): 66-67.

[5] 张东霞, 曾秀月, 卢婉娴, 等. 危重患者鼻肠管饲堵管原因及处理方法[J]. 广州医科大学学报, 2011, 39(5): 64-66.

[6] 王丽. 空肠营养管堵管、脱管原因分析及护理对策[J]. 全科护理, 2010, 8(6): 500-501.

[7] Piciucchi M, Valente R, Merola E, et al. Nasogastric or nasointestinal feeding in severe acute pancreatitis[J]. World J Gastroenterol, 2010, 16(29): 3692-3696.

[8] Gurjar M, Rao B, Azim A. Unusual obstruction of nasojejunal feeding tube[J]. Saudi Journal of Gastroenterology, 2009, 15(4): 288.

[9] 张玉兰. 两种鼻饲肠内营养法治疗重型颅脑损伤患者并发症的比较观察[J]. 安徽医学, 2009(9): 1105-1106.

[10] 李梅, 张冬云. 重型颅脑损伤患者两种鼻饲法肠内营养并发症的对比研究[J]. 临床护理杂志, 2007, 6(3): 4-5.

[11] 黎艳欢, 区洁芬, 罗少芳. 重力滴注改良匀浆膳鼻饲法对 ICU 患者肠内营养并发症的影响[J]. 护理研究, 2011, 24(10A): 2575-2576.

[12] 康春华. 营养泵用于 ICU 危重患者肠内营养支持的护理[J]. 实用临床医学学, 2011, 12(10): 87-88.

[13] Codner P A. Enteral Nutrition in the Critically I ll Patient[J]. Surgical Clinics of North

America, 2012, 96（6）: 1484-1501.

[14] Bankhead R, Boullata J, Brantley S, et al. Enteral nutrition practice recommendations［J］. Journal of Parenteral and Enteral Nutrition, 2009, 33: 122-167.

[15] 梁桂珍, 朱刚, 廖珊, 等. 冲管方式在肠内营养管饲中预防堵管的研究［J］. 肠外与肠内营养, 2013, 20（3）: 154-155.

[16] 金月红, 张锦丽. 改良脉冲式冲管法预防鼻胃管堵管的效果［J］. 解放军护理杂志, 2011, 28（5A）: 75-76.

[17] 王丽, 郑瑞玉, 袁宝玉. 患者留置空肠营养管堵塞的再通对策［J］. 中国保健营养, 2011, 6（6）: 654-655.

[18] 黄娇英. 危重患者经鼻空肠营养管堵管和脱管的原因及护理干预［J］. 解放军护理杂志, 2011, 28（4A）: 56-57.

[19] 马秀敏. 导丝法疏通鼻空肠营养管的应用体会［J］. 求医问药, 2013, 11（9）: 226.

[20] Marcuard S P, Stegall K L, Trogdon S. Clearing obstructed feeding tubes［J］. J Parenter Enteral Nutr, 1989, 13: 81-83.

[21] McClave S A. Managing complications of percutaneous and nasoenteric feeding tubes: techniques［J］. Gastrointest Endosc, 2001, 3: 62-68.

[22] William Baskin. Acute complications associated with bedside placement of feeding tubes［J］. Nutrition in Clinical Practice, 2006, 21（1）: 40-55.

[23] 贾灵芝. 介绍一种鼻肠管完全堵塞的处理方法［J］. 护理研究, 2012, 26（28）: 2670.

[24] 屠莉. ICU患者鼻肠管肠内营养堵管的原因分析及防范措施［J］. 天津护理, 2012, 20（5）: 329.

[25] 黄德钦, 曾铁英. 鼻饲管堵塞的原因分析及防护对策研究进展［J］. 中华现代护理杂志, 2014, 20（19）: 2444-2446.

第二节　恶心、呕吐的预防与处置

恶心和呕吐是临床上最常见的症状之一。在接受肠内营养支持的患者中，恶心、呕吐的发生率为10%~20%。恶心是一种特殊的主观感觉，表现为胃部不适和胀满感，常为呕吐的前奏，多伴有流涎与反复的吞咽动作；呕吐是一种胃的反射性强力收缩，通过胃、食管、口腔、膈肌和腹肌等部位的协同作用，能迫使胃内容物由胃、食管经口腔急速排出体外。恶心、呕吐可由多种迥然不同的疾病和病理生理机制引起。

一、恶心、呕吐的原因

引起恶心、呕吐的原因有很多，主要与营养液高渗透压导致的胃潴留、使患者难以忍受的营养液气味、营养液脂肪比例过高、输注速度过快、输注量过大、患者对乳糖不耐受等原因有关，其中胃排空延迟最为常见。

1. 胃排空延迟

胃排空延迟是指胃内容物积贮而未及时排空。凡呕吐出 4～6 h 以前摄入的食物，或空腹 8 h 以上，胃内残留量大于 200 ml 者，均表示有胃潴留存在。胃排空延迟分为器质性与功能性两种，前者包括消化性溃疡所致的幽门梗阻，以及胃窦部及邻近器官的原发或继发的肿瘤压迫、阻塞所致的幽门梗阻。功能性胃潴留多由于胃张力缺乏所致。此外，胃部或其他腹部手术引起的胃动力障碍、中枢神经系统疾病、糖尿病所致的神经病变，以及迷走神经切断术等均可引起本病。尿毒症、酸中毒、低钾血症、低钙血症、全身或腹腔内感染、剧烈疼痛、严重贫血及抗精神病药物和抗胆碱能药物的应用也可致胃排空延迟。

2. 机械性刺激

插管、吸痰、翻身、叩背等强刺激操作导致腹内压力阈值瞬间超过贲门括约肌压力导致反流、恶心。肠内营养需将鼻饲管插入胃内或空肠内，不可避免要经过胃的贲门，减弱食管下括约肌的保护作用，特别是昏迷患者，咽反射减弱，更容易发生。

3. 气味

肠内营养液的气味难闻可导致患者发生恶心、呕吐。

4. 胃内容物反流

患者长期处于平卧位或半坐卧位，胃与咽喉部的垂直距离减小，易引起胃内容物反流，进而导致恶心、呕吐，甚至引起吸入性肺炎。已有研究表明，肠内营养患者的反流发生率明显高于非肠内营养患者，但临床上对胃内容物反流的重视程度普遍不够。

二、恶心、呕吐与吸入性肺炎

恶心、呕吐与吸入性肺炎的发生密切相关，吸入性肺炎也是肠内营养最严重的并发症。胃肠道反流物会有相当一部分经过咽部渗漏进入气道，因此出现反流的患者发生吸入性肺炎和急性呼吸窘迫综合征（ARDS）的概率明显增高，虽然发生率只有 1%～4%，但死亡率高达 40%～50%。恶心、呕吐也可将胃肠道的微生物带到口咽部，增加呼吸机相关性肺炎（VAP）的发生率。临床工作中应积极预防反流的发生，妥善处理呕吐，以降低吸入性肺炎的发生率，提高患者的生存质量。

三、恶心、呕吐的预防和处理措施

首先考虑肠内营养制剂的配方，如高脂配方、配方制品气味（特别是预消化配方）；其次，考虑会导致胃排空障碍的药物，如镇静剂的使用，或是潜在的生理因素。若怀疑肠内营养患者出现恶心、呕吐是由于胃排空延迟所致，应减慢输注的速度，遵医嘱给予促胃动力药物。如果条件允许，在进行肠内营养时，向患者提供等渗、低脂营养制剂，并采用营养泵均匀、缓慢、恒温（38～40℃）输入。对于严重呕吐者，应高度重视喂养管的位置，以避免喂养管移位，导致误吸的发生。

1. 应用胃肠道促动力药物

胃肠道促动力药物（例如红霉素或胃氧氯普胺），已经证明能改善患者的胃排空功能。在德国 39% 危重患者使用标准的胃肠道促动力剂管理。但是，胃肠道促动力剂并不作为常规使用，只用于症状控制。

2. 幽门后喂养

对于经胃喂养耐受性差或反流误吸风险高的重症患者，经幽门后喂养是积极有效的。研究证明，经幽门后喂养和促动力剂治疗在误吸的发生、营养指数的改善、住院时间上的效果是相等的，且与经胃喂养相比，幽门后喂养能降低恶心、呕吐的发生率。

四、徒手床旁盲插鼻肠管

【用物】 螺旋形鼻肠管、温开水、20 ml 注射器、手套、液状石蜡、无菌治疗巾、pH 试纸。

【方法】

1. 评估患者，签署知情同意书，严格掌握适应证、禁忌证。置管前 15～30 min 给予患者 10 mg 甲氧氯普胺肌内注射。

2. 将引导钢丝插入鼻肠管内，使螺旋型的鼻肠管头部伸直。

3. 患者半坐位或半卧位，测定鼻肠管插入长度（取胸骨剑突至鼻尖至耳垂的距离，做好标记，再在 10～15 cm、25～30 cm 处做好另两处标记。

4. 鼻肠管在温开水里进行浸泡，激活其上润滑剂，再用液状石蜡润滑。

5. 将管道从鼻腔缓慢插入，操作者在鼻肠管入喉时可抬起患者头部使下颌顶住胸骨，动作缓慢，确保鼻肠管进入食管。清醒患者插至咽喉部时嘱患者做吞咽动作，便于管道顺利进入食管，直至送到第一个标记处。

6. 插至标记处时听诊气过水声，用注射器抽出胃液测定 pH 值。

7. 从 40～45 cm 过贲门处开始，操作者缓慢向前推进鼻肠管，随患者吸气相缓慢进管，感受鼻肠管进入过程中的摩擦阻力，当推进有明显阻力时可保持停留 30 s，若阻力依然存在，应后退 2～3 cm 继续向前推进，若阻力突然消失可继续向前推进 2～3 cm，松开鼻肠管后没有回弹现象，应缓慢向前推进管道至 85～95 cm。

8. 将患者平卧，缓慢注入 20～40 ml 生理盐水后进行回抽，测定 pH 值，并与胃内回抽的液体进行对比。若 pH > 7 或 pH 值差异较大，提示管路已通过幽门，继续留置至所需长度；若 pH 值和胃内结果一致，应退至第一标记刻度按照上述方法重新留置。

9. 再次将患者平卧后缓慢注入 20～40 ml 生理盐水，保留负压进行回抽，将回抽液进行 pH 值测定来判断大概位置，成功后拍摄腹部 X 线片确定导管最终位置。

【参考文献】

[1] Satou Y, Oguro H, Murakami Y, et al. Gastroesophageal reflux during enteral feeding in stroke patients：a 24-hour esophageal pH-monitoring study[J]. Journal of stroke and Cerebrovascular Diseases：the Official Journal of National Stroke Association, 2013, 22(3)：185-189.

[2] Schallom M, Tricomi S M, Chang Y H, et al. A pilot study of pepsin in tracheal and oral secretions[J]. American Journal of Critical Care, 2013, 22(5)：408-411.

[3] Oelschlager B K, Quiroga E, Ja Isch, et al. Gastroesophageal and pharyngeal reflux detection using impedance and 24-hour pH monitoring in asymptomatic subjects：defining the normal

environment[J]. Journal of Gastrointestinal Surgery, 2006, 10(1): 54–62.

[4] Bodoky G, Kent-Smith L. Basics in clinical nutrition: Complications of enteral nutrition[J]. e-SPEN the European e-Journal of Clinical Nutrition and Metabolism, 2009, 4(5): 209–211.

[5] Kadamani I, Itani M, Zahran E, et al. Incidence of aspiration and gastrointestinal complications in critically ill patients using continuous versus bolus infusion of enteral nutrition: a pseudo-randomised controlled trial[J]. Australian Critical Care: official journal of the Confederation of Australian Critical Care Nurses, 2014, 27(4): 188–193.

[6] Avitzur Y, Van H, Peter V, et al. Development of a device to reduce gastro-esophageal reflux in critically ill patients[J]. Clinical Nutrition Experimental, 2016, 7: 1–8.

[7] Nam Q, Nguyen, Katrina Ching, et al. Fraser Risk of Clostridium difficile diarrhea in critically ill patients treated with erythromycin-based prokinetic therapy for feed intolerance [J]. Intensive Care Med, 2008, 34(1): 169–173.

[8] Boivin M A, Levy H.Gastric feeding with erythromycin is equivalent to transpyloric feeding in the critically ill[J]. Crit Care Med, 2001, 29(10): 1916–1919.

[9] Davies A R, Froomes P R, French C J, et al: Randomized comparison of nasojejunal and nasogastric feeding in critically ill patients[J]. Crit Care Med, 2002, 30(3): 586–590.

[10] Bankhead R, Boullata J, Brantley S, et al.Enteral nutrition practice recommendations[J]. JPEN, 2009, 33(2): 122–167.

[11] Aguilar N J E, Prado S B R, Dock N D B. Early enteral nutrition with whey protrin or casein in elderly patients with acute ischemic stoke: a double-blind randomized trial[J].Nutrition, 2011, 27(4): 440–444.

[12] Lai C W, Barbw R, Barnes M.Beside placem ent of nasojejunaltubes: A randomized-contronlled trial of spiralvs straight-endedtubes[J]. Clin Nutr, 2003, 22(3): 267–270.

[13] 孙迟, 吴洁华. 院内转运风险及其规避措施的研究进展[J]. 中华护理杂志, 2012, 47(11): 981–983.

[14] 刘生保, 程恭甫. 多潘立酮在放置螺旋鼻肠管中的应用观察[J]. 中国药物与临床, 2010, 10(2): 199–200.

[15] 刘夕珍, 蔡志萍, 史广玲. 按摩对提高鼻肠管盲插成功率的效果观察[J]. 中国民康医学杂志, 2010, 22(21): 2804–2805.

[16] 蓝惠兰, 陈纯波, 黄碧灵, 等. 双导丝螺旋型鼻肠管用于危重患者置管的方法及护理[J]. 中华护理杂志, 2008, 43(10): 902–903.

［17］赵绥民，黄凌. 多导丝置管法床边盲插鼻肠喂养管［J］. 中国临床营养杂志，2002，10
　　（3）：191-194.

［18］王莹，马洁，惠彩虹，等. 胃内注气法在鼻肠管置管中的应用［J］. 天津护理，2010，18
　　（4）：219-220.

［19］周亚光，杨光田. 营养风险筛查方法简介（NRS-2002）［J］. 内科急危重杂志，2010，16
　　（2）：106-110.

［20］江淑敏，褚梁梁，张淑香. 鼻肠管盲插置管方法研究进展［J］. 齐鲁护理杂志，2014，20
　　（9）：54-55.

［21］鹿中华，孙昀，耿小平，等. 床边盲视法放置鼻肠营养管在危重症患者中的应用［J］. 中
　　华临床营养杂志，2015，23（6）：373-377.

［22］江志伟，黎介寿. 危重症患者适度营养支持的概念－越简单越好［J］. 肠外与肠内营养，
　　2014，21（5）：257-259.

［23］Blackburn G L, Bistran B R, Maini B S. Nutritional and metabolic assessment of the
　　hospitalized patient［J］. Partenter Enteral Nutr. 2016，40（2）：159-211.

［24］李刚，邹磊，童智慧，等. 床边放置鼻空肠营养管在重症急性胰腺炎患者中的应用［J］.
　　肠外与肠内营养，2014，21（1）：20-23.

第三节　腹胀的预防与处置

　　腹胀是一种常见的消化系统症状。可以是患者主观上感觉腹部的一部分或全腹部胀满，常伴有呕吐、腹泻、嗳气等症状；也可以是一种客观上的检查所见，如发现腹部一部分或全腹部膨隆。腹胀的原因主要包括胃肠道胀气，以及各种原因所致的腹水、腹腔肿瘤等。

　　作为肠内营养常见并发症之一，腹胀多表现为胃部不适和胀满感，常为呕吐的前奏，其发生与快速输注营养液、配方制剂温度过低、营养制剂类型选择不当、高渗透压、吸收不良等因素有关，发生率可达到46%。

一、腹胀的原因

　　1. 快速输注营养液。经鼻饲管短时间内推注大量的营养液或没有专业的营养泵，过快的输注速度导致患者胃内的一种胀满感觉。

2. 营养制剂温度过低。营养制剂温度过低或者输注环境较低导致营养制剂温度低，可引起消化不良，导致胃肠道胀气、腹内压增高等一系列不舒适的主观感受。

3. 营养制剂选择不当。选择的营养制剂和患者胃肠道消化吸收功能不匹配，导致营养制剂不能有效地转化，在胃肠道内集聚引起腹胀。

4. 高渗透压。渗透压力超过肠道自身的渗透压 320 mmol/L，导致营养物质不易被吸收并且肠壁水分向肠腔扩散，导致肠内容量增加引起腹胀。

二、腹胀的处理措施

在排除麻痹性肠梗阻的情况下，可降低营养液的浓度，减慢输注速度，或更换低脂、预消化或无膳食纤维的配方。

1. 营养液应现配现用，按照营养液浓度由低到高、剂量由少到多、速度由慢到快的原则，循序渐进给予肠内营养。

2. 如在肠内营养过程中，患者出现腹痛、腹胀，首先应鉴别患者是否存在肠梗阻，对于肠梗阻患者应及时停止肠内营养。对于其他原因引起的以上不适症状的患者，可以通过减慢输注速度、降低营养液浓度、更换营养液配方等进行调整，也可以进行腹部按摩或热敷。

3. 必要时遵医嘱给予胃肠动力药，也可给予开塞露或灌肠，改善腹胀的情况。

三、腹内压力监测方法

【用物】

无菌治疗盘、一次性 50 ml 注射器、生理盐水 25 ml、无菌手套、一次性无菌尿液引流袋、一次性无菌治疗巾、安尔碘消毒液、棉签、橡皮筋、别针、卷尺、治疗单。

【方法】

1. 解释、核对患者身份（至少采用两种方式）。

2. 患者仰面平卧位，进行快速手消毒。

3. 治疗巾放于患者暴露的尿管下，排空尿液，夹闭尿管端，戴手套，分离集尿袋。

4. 洗手，消毒导尿管口，连接准备完成的无菌引流袋。

5. 注入 25 ml 生理盐水，断开注射器端通大气压，最低点定于腋中线，提高引流管，于呼气末、视线平刻度线时读出数值，

6. 固定尿管，更换引流袋，整理床单位，协助患者取舒适卧位。

7. 快速手消毒，在尿袋上写上更换日期。

8. 整理用物，医疗垃圾分类处理，书写护理记录。

【参考文献】

[1] 蒋朱明. 肠内营养 [M]. 北京：人民卫生出版社，2002：109-112.

[2] Satou Y, Oguro H, Murakami Y, et al. Gastroesophageal reflux during enteral feeding in stroke patients：a 24-hour esophageal pH-monitoring study [J]. Journal of Stroke and Cerebrovascular Diseases：the Official Journal of National Stroke Association, 2013, 22（3）：185-189.

[3] 孙建勤. 机械通气治疗呼吸衰竭患者胃肠动力药的应用与分析 [J]. 青海医药杂志，2001，31（3）：5-7.

[4] 阚呈立，李航，李海潮，等. 机械通气期间腹泻原因的探讨 [J]. 中华结核和呼吸杂志，2001，24（5）：292-294.

[5] Marshall A P, West SH. Enteral feeding in the critically ill：are nursing practices contributing to hypocaloric feeding? [J]. Intensive Crit Care Nurs, 2006, 22（2）：95-105.

第四节　腹痛的处置与预防

腹痛通常是一种伴其他症状出现的非特异性主诉。对于行肠内营养的重症患者，腹痛常见的原因为营养不耐受，常伴有恶心、呕吐、腹泻等胃肠道症状。但是还需要警惕肠缺血、急性肠梗阻等可能的疾病原因。

一、腹痛的评估

腹痛是患者的主观体验。临床护士需要主动、客观、动态地进行疼痛评估，及时发现腹痛的原因，保证患者得到及时合理的治疗和护理。建议使用分层法对成人 ICU 患者进行疼痛评估：① 尽可能获得患者的主诉，无法获得时，注

意识别可能导致疼痛的病理生理状态或医疗护理操作；② 观察疼痛相关的行为，最好使用行为观察量表来评估，或者观察了解患者家属或照顾者提出的可能反映患者疼痛的行为。

（一）疼痛程度的评估方法

国内外对成人临床疼痛的评估可以分为主观评估方法、客观生理指标的测定和行为观察三个方面。

1. 主观评估方法

（1）口述描绘评分法：该法是采用形容词将疼痛的程度加以描述，临床最为常用一般采用 3～5 个形容词，如 Keel 描述的疼痛 4 点法，将疼痛分为无痛、轻微痛、中等程度和剧烈疼痛四级。

（2）数字评分法（numeric rating scales，NRS）：是临床简单常用的方法。患者用 0～10 这 11 个数字来记录疼痛的程度。0 表示无痛，10 表示剧痛。

（3）视觉模拟评分法（visnal analogue scale，VAS）：是指用一条有 10 个（或 100 个）刻度的线段，两端分别标上 0 和 10 字样，0 端表示无痛，10 端表示剧痛，由患者自己在刻度标尺上划记号来表达疼痛程度。

2. 客观生理指标的测定

疼痛可以导致自主神经功能的改变，如心率加快、血压升高、呼吸浅快、呼吸容量减少等。

3. 行为的观察

由于疾病治疗的需要，ICU 患者常处于机械通气或镇静状态。对于此类患者，常难获得其主诉，最好使用客观疼痛评估工具，即应用单维或多维的观察工具对患者进行疼痛评估。目前，对于不能自行描述疼痛，但是运动功能正常且行为可观察的成年 ICU 患者，疼痛行为量表和重症监护疼痛观察工具被认为是用于监测疼痛最为准确、可靠的行为量表。

（1）重症疼痛观察工具（critical-care pain observation tool）：包括 4 个测量条目：面部表情、肢体活动、肌肉紧张度和通气依从性，每个条目根据患者的反应情况分别赋予 0～2 分。评估患者的疼痛程度时，将 4 个条目的得分相加，总分为 0～8 分，总分越高说明患者的疼痛程度越高（表 5-1）。

表 5-1 重症疼痛观察工具（CPOT）

得分 项目	0	1	2
1. 面部表情	没有肌肉紧张，放松	皱眉，面部肌肉紧张	除上述表情外，双眼紧闭
2. 肢体活动	安静平躺/侧卧，正常体位	缓慢谨慎的运动，碰触或抚摸疼痛部位，通过运动寻求关注	拉拽管道，试图坐起来，运动肢体/猛烈摆动，不听从指挥，攻击工作人员
3. 肌肉紧张度（通过被动的弯曲和伸展上肢来评估）	被动运动时无阻力	被动运动时有阻力	被动运动时阻力非常大，无法完成肢体伸缩活动
4a. 通气依从性（针对气插/气切者）	呼吸机报警次数少，耐受呼吸机或机械通气	呼吸机报警可自行停止，虽有咳嗽但可耐受	报警频繁，人机对抗
4b. 发声（针对无气插/气切者）	用正常腔调讲话或不发声	叹息或呻吟	哭泣或呜咽

（2）行为疼痛量表（Behavioral Pain Scale，BPS）：包括 3 个测量条目：面部表情、上肢运动和通气依从性。评估患者的疼痛程度时，每个条目根据患者的反应情况分别赋予 1~4 分，将 3 个条目的得分相加，总分为 3~12 分，总分越高说明患者的疼痛程度越高（表 5-2）。

表 5-2 行为疼痛量表（BPS）

得分 项目	1	2	3	4
面部表情	放松	部分紧张	完全紧张	扭曲
上肢运动	无活动	部分弯曲	手指、上肢完全弯曲	完全回缩
通气依从性（插管）	完全能耐受	呛咳，大部分时间能耐受	对抗呼吸机	不能控制通气
发声（非插管）	无疼痛相关发声	呻吟 <3 次/分，且每次持续时间 <3 s	呻吟 >3 次/分，且每次持续时间 >3 s	咆哮或使用"哦""哎呦"等言语抱怨，或屏住呼吸

（二）对腹痛特征的描述内容

对腹痛的精确特征描述应包括：发病情况，如突然发病、缓慢起病；诱发和缓解因素，如疼痛在哪种情况下会减轻；性质，如钝痛、锐痛、绞痛、时好时坏；放射情况，如向肩、背、侧腰、腹股沟或胸部放射；部位，如某一特定的象限或弥漫性；腹痛伴发的症状，如发热、呕吐、腹泻、血便、阴道分泌物异常、尿痛、呼吸急促；病程，如持续时间，持续性或间歇性。

二、肠缺血

（一）肠缺血的病因与分类

任何可能减少肠道血流灌注的疾病（如动脉闭塞、静脉闭塞或血管收缩等）均可引起肠缺血。根据发病时长和症状性质可分为急性、慢性肠缺血；根据血流减少的程度可分为完全性、不完全性肠缺血；根据受累肠段可分为肠系膜缺血（影响小肠的缺血）、结肠缺血（影响大肠的缺血）；根据病因，可分为动脉栓塞（50%）、动脉血栓形成（15%）、非闭塞性肠系膜缺血（20%）以及静脉血栓形成（15%）4种类型。急性肠缺血占肠系膜缺血病例的60%~70%，死亡率较高，超过60%。

（二）肠缺血的腹痛特点

腹痛是肠缺血患者最常见的主诉症状。急性肠系膜缺血的典型表现是迅速发作的重度脐周腹痛。患者腹痛的程度与体格检查结果不相符，通常比体格检查提示的更严重。患者常出现恶心、呕吐。对于有相关危险因素的患者，如果突发腹痛但几乎没有腹部体征，并且伴有强力地排便现象，应高度怀疑为肠系膜缺血。慢性肠系膜缺血患者主诉进食后腹痛反复发作。

（三）非闭塞性肠系膜血管缺血

对血流动力学不稳定患者行早期肠内营养可能导致非闭塞性肠系膜血管缺血（nonocclusive mesentericischemia，NOMI）或非闭塞性肠坏死（nonocclusive bowel necrosis，NOBN）的风险与严重后果。NOMI的发生多被认为是内脏灌注不足和血管收缩的结果，当细胞代谢所需的氧气和营养输送不足时，会发生肠缺血性损伤。NOMI的发病机制与机体减少内脏和外周循环血流以维持心脏和脑部血流的稳态机制有关。加压素和血管紧张素可能是这一现象的神经激素介质。痉挛也可能由血管活性药物和强心药物引起。自20世纪70年代以来，NOMI的发病率已下降大约50%，这归因于重症监护病房中广泛使用的有创血流动力学监测，对低血压的及时纠正，以及对心力衰竭患者使用全身性血管扩张剂。尽管NOMI的发病率已下降，但一旦发生，由于难以诊断且难以逆转已存在的非阻塞性缺血，在各种病因导致的肠系膜缺血中，非闭塞性肠系膜血管缺血的生存率最低，死亡率为 70% ~ 90%。

1. 危险因素

NOMI 的危险因素包括心力衰竭 / 心源性休克、外周动脉疾病、主动脉瓣关闭不全、脓毒性休克、心律失常、使用血管收缩药物（如地高辛和 α - 肾上腺素受体激动剂）、可卡因滥用 / 麦角碱中毒、近期体外循环、透析等。

2. 临床表现

与急性肠系膜缺血患者"迅速发生的严重脐周腹痛，但与体格检查发现不相称"的典型表现相比，NOMI 伴有的腹痛部位和严重程度更为多变。一开始通常表现为非特异性症状，包括逐渐进展的轻度腹痛，且可能伴有腹胀感、恶心和呕吐。多达 25% 的非阻塞性缺血患者无腹痛。NOMI 的临床表现还可能被诱发疾病（包括低血压、充血性心力衰竭、低血容量和心律失常）所掩盖。据报道，大约 1/3 的急性肠系膜缺血老年患者存在精神状态改变。此外，这些患者中有许多接受插管和镇静，这可能掩盖通常的临床症状。

一开始腹部检查结果可能正常，或仅有轻度腹部膨隆或大便隐血。在仅发生缺血时不会出现腹膜炎的体征，如反跳痛和肌紧张。但如果缺血进展以及发生透壁性肠梗死，则会出现腹膜炎体征，且随着肠梗阻的发生将出现腹部膨隆。

3. 治疗目标

NOMI 患者的治疗目标是尽可能快地恢复肠血流，可通过以下方法来完成：消除诱发因素（血管收缩药物），治疗基础性病因（心力衰竭和脓毒症），给予血流动力学支持和监测，少见情况下可采用动脉内输注血管扩张药物。有腹膜刺激征的患者需要行腹部探查术和肠切除术。

三、处理原则

行肠内营养的患者一旦有腹痛的主诉，首先应该进行主动、客观的评估，初步判断可能的原因，并通知医生。因营养不耐受导致的腹痛，需要医生根据病情决定是否继续肠内营养或调整肠内营养方案，往往不需要针对腹痛做特殊处理。痉挛性腹痛严重者可遵医嘱给予解痉药物。肠缺血、急性肠梗阻等疾病引起的腹痛，应积极配合医生进行相应的处理。需要注意的是，明确原因之前，不应盲目使用麻醉类镇痛药物或腹部加热等物理治疗方法，以免掩盖或加重病情。

第五节　腹泻的处置与预防

腹泻是指排便次数增多，粪质稀薄，或带有黏液、脓血或未消化的食物。如解液状便，每日3次以上，或每天粪便总量大于200 g，其中粪便含水量大于80%，可认为是腹泻。腹泻是肠内营养最常见的并发症之一。虽然接受肠内营养的患者腹泻发生率的报道差异较大，但研究显示，对于ICU的危重患者，行肠内营养者腹泻的发生率较未行肠内营养者高。腹泻不仅给ICU患者带来电解质紊乱、大便失禁、压疮等临床问题，还有可能导致肠内营养支持的中断，影响疾病的恢复，增加患者的护理费用等。

一、肠内营养患者腹泻的相关因素

肠内营养发生腹泻的确切机制目前不清楚，但有人提出可能与肠运输时间改变或肠道菌群改变有关。国内外学者对肠内营养患者腹泻相关因素的研究很多，主要原因包括消化吸收不良、细菌过度繁殖或者合并艰难梭菌感染。但缺乏高质量的证据，也尚无统一结论。可能的相关因素如下：

（一）营养液因素

1. 营养液温度过低，进入胃肠道后损伤肠道正常蠕动功能，可引起腹泻。

2. 当营养液中脂肪含量过高或脂肪酸比例失调时，可引起脂肪痢；短链碳水化合物（fermentable oligosaccharides, disaccharides, monosaccharides, and polyols, FODMAP）成分也是导致腹泻发生的因素之一。

3. 肠内营养制剂污染或输注肠内营养的管道污染，会增加患者腹泻风险。

4. 肠内营养液渗透浓度过高，短期内快速大量输入时，肠道内吸收大量液体，刺激肠蠕动加速而产生腹泻。标准配方营养液的渗透浓度一般为225～330 mmol/L。>400 mmol/L者可能引起渗透性腹泻。

（二）自身因素

1. 低蛋白血症

ICU危重患者常伴有低蛋白血症，血浆胶体渗透压降低，导致肠黏膜水肿，影响营养底物通过小肠黏膜上皮细胞。同时，大量液体因渗透浓度差而进入肠腔，引起肠吸收障碍，造成腹泻。

2. 感染

大多数肠道感染均会引发腹泻。当正在接受肠内营养治疗的患者发生腹泻时，应寻找感染源。常见的细菌感染包括艰难梭菌感染；病毒感染包括巨细胞病毒（CMV）和人类免疫缺陷病毒（HIV）感染。艰难梭菌是肠内营养最常见的感染因素，也最容易被检测出。此外，营养物直接输入小肠会增加艰难梭菌感染的危险性，而胃内管饲患者艰难梭菌感染的患病率低，是因为胃酸可拮抗难辨梭菌感染，起到屏障保护的作用。

3. 糖尿病

既往有研究显示，有 8%～22% 的胰岛素依赖型糖尿病患者（病史超过 8 年）发生腹泻。血糖控制不佳的糖尿病患者更容易出现腹泻。

4. APACHE Ⅱ评分

APACHE Ⅱ评分反映了患者疾病的严重程度。既往研究显示，APACHE Ⅱ评分越高，肠内营养腹泻可能性越大。可能的原因是，APACHE Ⅱ评分得分越高者疾病越重、对感染性疾病的抵抗能力及肠内营养制剂的适应能力也相对较差，更易发生感染性腹泻与动力性腹泻。

5. 乳糖

对乳糖酶缺乏或乳糖不耐受患者使用乳糖时，腹泻发生率高。

6. 其他

胆汁酸吸收不良、外分泌性胰腺功能不足等。研究发现，胆汁酸树脂结合剂——降脂宁可减少肠内营养喂养期间腹泻的发生率。

（三）药物因素

1. 滥用抗生素

引起腹泻的常用抗生素有头孢菌素类、广谱青霉素类、克林霉素、氟喹诺酮类等。滥用抗生素可改变肠道内正常菌群的分布，破坏正常结肠菌群的屏障功能，造成肠道菌群失调、细菌易位、肠道功能紊乱等。抗生素的应用是目前最广泛认可的艰难梭菌相关性腹泻的危险因素。

2. 药物的渗透性

钾制剂也是肠内营养相关性腹泻的危险因素。临床上将注射用氯化钾加入肠内营养液中或经喂养管推注枸橼酸钾，均可能导致腹泻。肠内营养不耐受还与服用高渗药物有关。高渗溶液进入小肠，可导致大量电解质和水进入肠腔，造成腹泻。

3. 药物辅料

以山梨糖醇、碳水化合物作为辅料的药物，如甘露醇、乳果糖口服液，也会导致患者腹泻。若患者接受的药物中含有山梨糖醇，腹泻应被归因于配药的山梨糖醇含量，而不是药物本身。

4. 其他药物

有文献报道，抗酸药和胃动力药亦可引发 EN 治疗患者腹泻。这是因为患者在应用 H_2 受体阻断药（如西咪替丁）和质子泵抑制药（如奥美拉唑）时，胃内 pH 值升高，消化道内环境发生改变，使细菌繁殖，引发胃肠内细菌易位，发生肠源性感染。细菌的增殖导致吸收不良，从而加重腹泻。

（四）肠内营养的策略

蒲秋霞等对 ICU 肠内营养相关腹泻影响因素进行荟萃分析发现，肠内营养开始的时间、输注速度、肠内营养液的总量以及增量的方式对腹泻的发生率均有影响。1～6 天开始肠内营养者，腹泻发生率低于 ≥ 7 天开始肠内营养者；输注速度 ≤ 100 ml/h 者腹泻发生率低于输注速度 ≥ 100 ml/h 者；总量 ≤ 1 800 ml 和逐渐增加肠内营养量是肠内营养腹泻的保护因素。肠内营养前禁食、肠内营养持续时间是其独立危险因素。可能的原因是，肠内营养制剂短时间内大量进入肠腔，可刺激肠道，使肠蠕动加快，食物停留在肠道时间过短，不能充分吸收，更容易导致腹泻。而禁食期间，肠道因"废用"致运行功能减弱，肠道没有食糜刺激会导致肠内黏膜层绒毛高度和绒毛细胞增殖下降，随着肠黏膜渐渐萎缩，肠道功能受损，绒毛萎缩会引起吸收障碍，从而导致腹泻。但是尚未发现持续输注和间歇输注等不同的输注方式对腹泻的发生有影响。

二、肠内营养腹泻的评估

1. 评估是否确实存在腹泻，可以采用 Hart 腹泻计分法。

2. 评估患者粪便的性状和量，可采用 The King's of Stool Chart（KSC）评价工具。

3. 添加 FODMAP（短链碳水化合物）营养方案时，需要做呼气氢试验。根据实验结果来调整 FODMAP 糖类的含量。

4. 对腹泻的评估应包括腹部检查、大便量性评估、粪便细菌培养、电解质检查、药物治疗的使用，并区分感染性和渗透性腹泻。

三、肠内营养腹泻的预防

1. 早期肠内营养支持

在患者胃肠道允许的情况下，可早期进行肠内营养支持。2018 年欧洲肠外肠内营养学会重症营养治疗指南推荐，给予成年危重患者早期肠内营养（48 h 内）要优于延迟肠内营养。

2. 输注的方式、速度及温度

使用持续肠内营养，避免单次大量输注。从低量肠内喂养开始，患者起始喂养速度可保持在 10 ~ 30 ml/h（约为目标维持喂养速度的 30%），持续 6 天，然后每 6 h 将喂养速度增加 25 ml/h，直至达到目标喂养速度。肠内营养输注温度以接近正常体温为宜，一般为 38 ~ 40℃。

3. 防止肠内营养制剂污染

肠内营养制剂的污染可以来自患者自身胃肠道微生物的上行繁殖污染，也可能因使用未消毒的用具、输注系统的设计不合理、工作人员的不当操作等外源性因素而导致污染。建议：管饲器、输注管路每 24 h 更换一次，喂养前后冲洗管道；营养液开启后立即使用，若暂不输注，需置于冰箱内保存，并在 24 h 内使用，防止细菌污染；肠内营养外包装打开但未使用过的营养制剂，放冰箱 2 ~ 6℃储存；开启密封盖并等待使用的营养液存放时间不超过 48 h；正在使用的营养液，有效期为 24 h；勿用过期的营养制剂；营养制剂不要放在患者床旁时间太久，以免制剂遭到污染。

4. 选择适合患者的营养制剂

根据患者的疾病状况及营养需求，选择适合患者的营养制剂，可以减少腹泻的发生。若全胃肠道功能良好的患者，可选择整蛋白营养制剂；若有部分胃肠道功能或胃肠道功能耐受性不佳的患者，可选择易吸收的短肽营养制剂；若胃肠道功能完全丧失或大型手术的重症患者，可考虑肠外 / 静脉营养支持。一些特殊成分被认为对腹泻的发生有一定的预防作用，但还有待进一步研究证实。

（1）益生菌：ICU 患者由于代谢紊乱、肠道缺血 - 再灌注、使用广谱抗生素和血管收缩剂、胃肠道动力改变、肠腔营养物质缺乏等多种因素，肠道共生菌易发生快速且持久的改变。益生菌可通过竞争性抑制致病菌的生长，阻止致病菌对肠上皮的粘附和侵入，清除致病毒素，增强肠屏障功能，调节宿主免疫反应等机制保护胃肠道。有研究结果发现，应用益生菌干预治疗，可减少早期肠内营养腹泻的发生。1 篇多中心随机双盲的安慰剂对照试验，纳入 11 个 ICU 护理单元，共 128 名患者受试，结果显示，酵母菌可预防腹泻。部分 RCT 证实，添加益生菌对某些疾病，如肝移植、创伤、腹部大手术等患者的临床结局有益。但现存指南并未对益生菌的种类和剂量作出推荐。

（2）可溶性纤维素：膳食纤维在结肠被细菌分解后产生短链脂肪酸，对结肠黏膜的生长和细胞增殖有促进作用，在肠内营养治疗时起到防治腹泻和便秘的作用。有研究显示，肠内营养里增加可溶性纤维素 20 g/1000 ml 可降低患者腹泻的发生率。香蕉片中的胶质和其他可溶纤维，被认为是一种安全、经济的治疗方法用于危重患者管饲的腹泻的治疗。冯玉峰等发现，一种添加了膳食纤维、低聚果糖和牛磺酸的新型肠内营养混悬液，能改善肠道功能，预防腹泻或便秘的发生。但是 UP TO DATE 数据库认为，目前尚无证据表明肠内营养中常规添加纤维能预防这些问题，故而不推荐常规添加纤维以预防腹泻或便秘，只有当患者持续腹泻时，适合换为含纤维的混合配方。

5. 鼻饲给药的注意事项

肠内营养患者的鼻饲给药时，应与药剂师共同探讨关于鼻饲药物的使用方式并对其评估。因药物和肠内营养共用同一个管道，由于药物与营养制剂发生拮抗作用，可能会导致腹泻，甚或影响药物的药理性质及药效。鼻饲给药前后，应使用至少 30 ml 的温开水冲洗营养管，防止药物与制剂发生混合。

6. 注意做好口腔护理，保持口腔清洁，减少细菌繁殖。

7. 配合医生纠正患者自身疾病相关因素。

四、肠内营养并发腹泻的治疗和护理

（一）去除可能引起腹泻的病因

当危重患者行肠内营养治疗并发腹泻时，应报告医师并与医师沟通，对可能导致腹泻的感染性或其他疾病进行评估，针对病因进行相应处理。在调查病因期间，应与医生共同作出是否需要停止肠内营养治疗的临床决策，而不是习惯性地认为是因为肠道功能障碍所致腹泻或直接停止肠内营养。既往研究也显示，腹泻可以通过结构化措施进行有效的管理，而不是立即终止肠内营养。《2017 ESICM 重症患者早期肠内营养指南》指出，腹泻可以通过预案流程（包括辨明腹泻的原因并恰当治疗，选择性肠道去污染的方法治疗细菌过度繁殖，使用富含膳食纤维或半要素膳或消化酶等）有效解决而不是立即停止 EN。

以下为东部战区总医院肠内营养相关腹泻分级及管理方案（表 5-3），供参考。

表 5-3 东部战区总医院肠内营养相关腹泻分级及管理方案

腹泻严重度	定义	处理
Ⅰ度	大便次数＜4 次 / 天，量＜500 ml，轻微湿软	保持或增加输注速度
Ⅱ度	大便次数 4～6 次 / 天，量 500～1 000 ml，大便较湿且不成形	保持输注速度，6 h 复查
Ⅲ度	大便次数≥7 次 / 天，量＞1 000 ml，稀便或水样便	减少输注速度的 50%； 通过喂养管给予止泻药 10 ml，q 6h，评估原因，回顾药物治疗，记录抗生素，其他胃肠药物； 粪便常规，毒素化验； 持续≥48 h，更改配方或停用
Ⅳ度	腹泻伴血流动力学改变，危及生命	停止输注 EN，药物治疗，24 h 复查

（二）调整肠内营养方案

如果肠内营养是腹泻的始动因素，可以考虑改变肠内营养输入流速或更换肠内营养液的其他营养制剂，如肠内营养腹泻的重症患者，可以使用重构式肠内营养配方（含有中链脂肪乳、肉毒碱和氨基酸）提高患者的肠内营养耐受性。

添加纤维素也是公认的最好的治疗措施。大多数纤维配方含有的是可溶性纤维的混合物。可溶性较差的纤维或胶状纤维（例如洋车前草纤维）可出现喂养管堵塞。可溶性较高的纤维在溶解时不呈胶状，如小麦糊精、菊淀粉或低聚果糖，堵塞喂养管的概率小。多项随机试验显示可溶性较高的纤维可减少腹泻，支持将高度可溶性纤维用于腹泻患者，但证据较弱。高度可溶性纤维减少腹泻的可能原因是，这些纤维发酵产生的短链脂肪酸改善了结肠的生物学。但是需要注意的是，正因为这些纤维不会形成胶状，其渗透压效应同样可能加重腹泻，所以当接受这些纤维的患者发生持续腹泻时，应考虑停用。另外，对于发生消化道动力障碍风险非常高的患者，例如患者正在接受中等剂量的血管加压药或已接受巴比妥类药物较长时间，也应避免给予纤维素。

（三）腹泻的观察与护理

1. 观察排便次数、粪便量、颜色及性状，并准确记录，遵医嘱及时、正确留取大便标本，行大便常规检查、粪便培养致病菌及药敏试验，为针对性治疗提供依据。

2. 每天进行腹部检查，监测肠鸣音，并注意患者的不适主诉，警惕肠道缺血、梗阻等危及生命的状况出现。同时还应注意观察患者有无皮肤干燥、眼球凹陷、尿量减少等脱水症状，准确记录 24 h 出入量，协助医师保持患者内环境稳定。

（四）肛周皮肤的护理

患者短时间内反复腹泻，可对肛门附近的皮肤造成刺激，导致皮肤红肿、破溃。因此，护理人员需重视肛周皮肤的护理。选用吸水性较强、纸质较为柔软的纸擦拭粪便，保持肛周患者皮肤清洁；还可以使用减少大便污染范围和皮肤刺激的护理用具，如放置肛管引流粪便或放置 OB 棉以减少大便次数，使用密闭式防漏接便器、肛周使用外科手术薄膜、湿润烧伤膏或一件式造口袋等方法保护皮肤。

（五）心理护理

腹泻的发生加重了患者的痛苦。护理人员应及时与患者沟通，告知患者腹泻的具体原因，进行针对性的心理指导，给予患者充分的关怀和有效的心理护理，增加患者的安全感。积极的心理支持应贯穿整个治疗过程中，帮助患者保持良好的身心状态，积极配合医护人员进行各种治疗和护理工作。

第六节　高血糖的处置与预防

危重患者多存在应激性高血糖，在使用肠内营养时更易并发高血糖。既往研究显示，行肠内营养的患者高血糖的发生率可以达到30% ~ 47%，其中约一半患者之前没有被诊断为糖尿病。住院患者短期的血糖增高可导致机体水、电解质平衡紊乱，促进机体炎症反应，使感染率增加，损伤器官功能，心、脑、肾组织缺血，严重影响患者预后。高血糖的存在往往预示着更高的死亡率，尤其是合并营养不良时。高血糖对机体的危害，除外高血糖毒性，还包括血糖波动性，后者对住院患者的预后影响越来越受到关注。

一、发生高血糖的原因及影响因素

从理论上讲，肠内营养导致高血糖的主要原因有：肠内营养制剂中糖的总量过多，快速吸收的糖含量过高，单位时间内输入营养制剂浓度过高或速度过快等。但既往有关影响因素的实证研究结果并不一致。例如，有关肠内营养输入方式对血糖影响的研究，周惠娟等比较了连续输注和分次输注的输入方式对危重患者血糖波动的影响，结果显示两种输注方式下，患者的血糖高值、低值水平及高低值的差值差异无统计学意义；但 Campbell 在对 ICU 机械通气患者持续肠内喂养与间歇喂养的比较性研究中发现，持续肠内喂养在降低血糖水平和减少胰岛素用量方面优于间歇喂养者。高金霞等在等热量基础上持续泵注两种不同糖成分营养制剂——高蛋白肠内营养制剂（每 100 ml 含糖 17 g，糖的主要成分为麦芽糖糊精）与糖尿病专用型肠内营养制剂（每 100 ml 含糖 12 g，糖的主要成分为 70% 为缓释淀粉和 30% 果糖），比较两种不同糖成分的营养制剂对血糖的影响。从理论上讲，糖尿病专用型肠内营养制剂的糖成分——缓释淀粉（木薯淀粉和玉米淀粉），能延缓糖的吸收速度，降低餐后血糖曲线下面积和血胰岛素曲线下面积，具有较好的控制血糖作用；而高蛋白肠内营养制剂中的麦芽糖糊精，易被快速分解为葡萄糖，并吸收入血。然而研究结果却发现，等热量基础上持续泵注这两种不同糖成分营养制剂对患者血糖影响并无明显差别。作者认为，肠内营养在单位时间内糖的总量比糖的种类对血糖影响更大。但也有研究显示，添加膳食纤维和低糖类肠内营养制剂更有助于控制危重症患者的血糖。周敏等主要从肠内营养制剂、胰岛素治疗方式、每次鼻饲量和间隔时间、鼻饲膳食教导等方面综述了糖尿病肠内营养患者血糖控制相关的影响因素，可为预防危重患者肠内营养相关高血糖提供一定的指导。

二、危重患者的血糖管理措施

1. 肠内营养配方的选择

应避免给予过多的热量补充，推荐每日 25 ~ 30 kcal/kg。其中，总热量的 45% ~ 60% 应来源于碳水化合物，20% ~ 35% 来源于脂肪（7% ~ 10% 应为单不饱和脂肪酸）。蛋白质的量根据患者的年龄、疾病状态的不同而有所变化，约占总热量的 15% ~ 27%。没有充足的证据证明，伴糖尿病或应激性高血糖的危重患者的氮需要量是多少，建议根据患者的应激水平及代谢状态调整蛋白质需要量每日 1.3 ~ 1.7 g/kg。

对于有应激性高血糖的患者，建议采用糖尿病相关的特殊营养配方，如低升糖指数的碳水化合物（如非水解淀粉、改性麦芽糖糊精、多元醇或者双糖等），占总热量适中比例或者高比例的单不饱和脂肪酸，以及纤维素（高比例的可溶性纤维）。但是需要注意的是，纤维素并不是降低餐后血糖的一个关键性因素。虽然美国营养协会认为膳食纤维丰富的食物具有低升糖指数和其他益处，但这只适用于经口进食。一些比较性研究发现，对于标准的肠内营养配方来说，是否添加膳食纤维对餐后血糖几乎没有影响，尽管这些研究的样本量都较小。

2. 控制输注速度

营养液的输入应注意持续、匀速输入，以减少血糖波动。《2018 年欧洲肠外肠内营养学会重症营养治疗指南》建议行肠内营养治疗时，碳水化合物的补充量不超过 5 mg/（kg·min）。

3. 危重患者的目标血糖

建议危重患者的血糖值控制在 140～180 mg/dl（7.8～10 mmol/L）为宜。一些特殊情况，如心脏手术后、急性心肌梗死的患者，在不发生低血糖的前提下，可以考虑将血糖控制 110～140 mg/dl（6.1～7.8 mmol/L）。

4. 做好血糖监测

（1）在患者入住 ICU 后或接受营养支持治疗后需进行血糖监测，初始 2 天需至少每 4 h 测量 1 次。

（2）建议采取静脉血浆或毛细血管血液进行血糖监测。

5. 治疗原则

当血糖水平持续超过 10 mmol/L 时，需使用胰岛素控制血糖。

6. 胰岛素治疗中的护理要点

（1）静脉注射胰岛素的剂量与速度：临床上肠内营养患者的血糖控制方式主要有双泵法（肠内营养泵和胰岛素泵）、间断皮下注射胰岛素法和持续静脉滴注胰岛素等 3 种。研究表明，对于糖尿病危重症术后患者，早期肠内营养支持使用双泵法，可动态调整胰岛素的输注量，有利于精确控制血糖；双泵法较间断皮下注射胰岛素控制血糖更平稳。而传统静脉滴注胰岛素可能存在胰岛素混合不均、附壁、残余等问题，不易控制血糖，且易出现大的波动。

（2）实施强化胰岛素治疗期间，应密切监测血糖，及时调整胰岛素用量，防止低血糖的发生。原则：血糖宁高勿低，短时间超过 11.2 mmol/L 以上是允许的，但不能降至 3.9 mmol/L 以下。低血糖的症状通常表现为出汗、饥饿、心慌、颤抖、面色苍白等，严重者还可出现精神不集中、躁动、易怒甚至昏迷等。但危重患者低血糖症状可能不典型。

（3）及时调整胰岛素用量：饮食中断、减少；使用大剂量皮质激素；或补充葡萄糖时，都应及时调整胰岛素用量。

（4）因感染导致患者体温升高时，应更快地将血糖降至目标值，并增加血糖监测的次数。有条件者，可采用连续血糖监测。

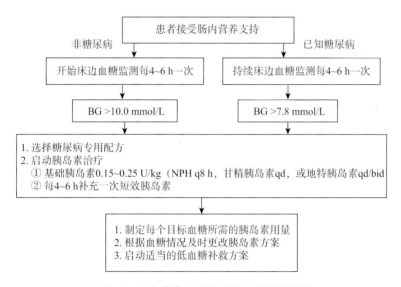

图 5-1　肠内营养支持患者的血糖控制流程

再喂养综合征

一、概念及主要临床特征

再喂养综合征是指营养不良的患者在积极营养康复期间因液体和电解质转移而引发的临床并发症，这些并发症可能致命。它的主要特征标志是严重低磷血症的表现（包括心血管衰竭、呼吸衰竭、横纹肌溶解、癫痫发作和谵妄），另外也可出现低钾血症和低镁血症。主要死于心脏并发症（由低磷血症所致），包括心肌收缩性受损、每搏输出量减少、心力衰竭和心律失常。

二、预防措施

在再喂养过程中，采取以下措施可以避免再喂养综合征：谨慎合理地限制再喂养早期阶段提供的热量和液体总量，给予接近且高于静息能量消耗的初始热量来恢复体重，避免过快增加每日热量摄入，并最初数周内密切监测患者的临床和生化情况。开始再喂养之前纠正患者存在的电解质缺乏，通过积极纠正电解质异常（尤其是血磷水平），并监测和治疗心血管及肺部并发症，可减少再喂养综合征的发生。虽然预防性给予磷补充剂以防止再喂养性低磷血症是越来越普遍的做法，但对该做法仍有争议。

三、治疗原则

如果发生了再喂养综合征，应立刻减缓营养补充，并积极纠正低磷血症和其他电解质异常，同时评估心血管系统。有明显水肿或血清磷水平低于 2 mg/dl 的中度至重度患者，应住院通过静脉纠正电解质缺乏。

【参考文献】

［1］Sanz-Paris A, Álvarez Hernández J, Ballesteros-Pomar MD, et al, Evidence-based recommendations and expert consensus on enteral nutrition in the adult patient with diabetes mellitus or hyperglycemia［J］. Nutrition（2017）, doi：10.1016/j.nut.2017.02.014.

［2］Pierre Singer, Annika Reintam Blaser, Mette M Berger, et al. ESPEN guideline on clinical nutrition in the intensive care unit［J］. Clin Nutr, 2019 Feb；38（1）：48-79. doi: 10.1016/j.clnu.2018.08.037. Epub 2018 Sep 29.

［3］Early enteral nutrition in critically ill patients. ESICM Clinical Practice Guidelines［S］. DOI：10.1007/s00134-016-4665-0.

［4］Sioson M S, Martindale R, Abayadeera A, et al. Nutrition therapy for critically ill patients across the Asia-Pacific and Middle East regions：A consensus statement［J］. Clinical Nutrition ESPEN, 2018：S2405457717302711.

［5］何振扬. 2017 ESICM 重症患者早期肠内营养指南解读［J］. 中华重症医学电子杂志, 2018, 4（1）：51-56.

［6］蒲秋霞, 沈丽娟, 包戈华, 等. ICU 肠内营养腹泻影响因素的 Meta 分析［J］. 护理与康复, 2018, 17（04）：6-14.

［7］周惠娟, 施耀方, 蒋青, 等. 肠内营养液输注方式对危重高血糖患者血糖水平波动的影响

［J］. 中国血液流变学杂志, 2018, 28（1）：105-107, 121.

［8］叶向红, 倪元红, 王新颖, 等. 外科危重患者肠内营养支持的观察和护理［J］. 肠外与肠内营养, 2003, 10（4）：250-251, 253.

［9］朱佳莲, 叶向红. 手术后患者早期肠内营养并发腹泻的相关因素分析及护理［J］. 肠外与肠内营养, 2015, 22（4）：254-256.

［10］叶向红. 围手术期疼痛的评价方法与护理［J］. 医学研究生学报, 2003, 16（8）：636-637.

［11］Gosmanov A R, Umpierrez G E. Management of hyperglycemia during enteral and parenteral nutrition therapy［J］. Curr Diab Rep, 2013, 13（1）：155-162.

［12］Campbell J, Mcdowell J R. Comparative study on the effect of enteral feeding on blood glucose［J］. British Journal of Nursing, 2007, 16（6）：344.

［13］Hidalgo P L, Garcia-Fernandez F P, Ramirez-Perez C. Complications associated with enteral nutrition by nasogastric tube in an internal medicine unit［J］. J Clin Nurs, 2001, 10：482-490.

［14］Arinzon Z, Shabat S, Shuval I, et al. Prevalence of diabetes mellitus in elderly patients received enteral nutrition long-term care service［J］. Arch Gerontol Geriatr, 2008, 47：383-393.

［15］Gonzalez Infantino C A, González C D, et al. Hyperglycemia and hypoalbuminemia as prognostic mortality factors in patients with enteral feeding［J］. Nutrition, 2013, 29：497-501.

［16］宿英英. 等热量不同糖成分营养制剂对急性脑卒中患者血糖影响的随机对照研究［J］. 中华临床营养杂志, 2008, 16（4）：209-215.

［17］舒晓亮, 凌轶群, 李萍, 等. 低糖类肠内营养制剂对高血糖危重症患者的影响［J］. 肠外与肠内营养, 2006, 13（4）：224-226.

［18］火少晔, 康婷, 赵蕴华, 等. 高纤维营养液对危重症高血糖患者血糖水平及预后的影响［J］. 中国老年学杂志, 2014,（21）：5953-5955.

［19］周敏, 王欢. 糖尿病肠内营养患者血糖控制的影响因素及护理进展［J］. 当代护士（下旬刊）, 2018, 25（4）：12-15.

［20］孙璐, 马建华. 糖尿病患者肠内营养支持和血糖控制［J］. 中国糖尿病杂志, 2016, 24（3）：279-281.

［21］米元元, 沈月, 郝彬, 等. ICU 患者肠内营养支持并发腹泻的循证护理实践［J］. 中华护理杂志, 2017, 52（11）：1291-1298.

［22］米元元, 沈月, 黄海燕, 等. ICU 患者肠内营养并发腹泻证据汇总［J］. 护理学报, 2017, 24（21）：58-66.

［23］陈杰, 张海燕, 吴晓英, 等. 成人危重症患者客观疼痛评估的研究进展［J］. 中华护理杂志, 2014, 49（3）：355-359.

第六章　肠内营养患者的健康教育

肠内营养指对于消化功能障碍不能耐受正常膳食的患者，经口服或管饲途径，将只需化学性消化或不需消化、由中小分子营养素组成的营养液直接注入胃肠道，提供营养素的方法。肠内营养广泛应用于危重症患者的急性期治疗中，能够改善患者的营养状态，降低营养不良发生率，改善患者临床结局。随着疾病的好转，可由重症监护病房转至普通疗区直至出院回家，但部分患者因吞咽障碍、解剖结构改变、经口摄入量不足以满足机体需求等原因，需要长期行肠内营养，患者及家属对肠内营养相关知识需求迫切。

健康教育是现代医院为满足患者健康需求而赋予护士的重要职能，是整体护理的重要组成部分，已得到广大护理工作者和社会群体的高度重视，并在许多大中型医院得以推广。如何对患者及家属做好肠内营养健康教育是每一个医护人员应尽的职责与义务。肠内营养健康教育依据患者所处环境不同可分为院内肠内营养健康教育及家庭肠内营养健康教育。全面优质的健康教育可使营养支持从医院延伸到家庭，让患者回归家庭，使护理的内涵和外延得到拓宽的同时，可大大降低肠内营养堵管、并发症等的发生率，节省患者的住院费用。

第一节　院内肠内营养健康教育

院内肠内营养健康宣教是由医护人员根据肠内营养实施计划及流程，针对疾病不同时期的住院患者有效实施规范的肠内营养指导。在肠内营养计划的制定及健康宣教中，由医生、护士、营养师等组成的营养支持小组起着至关重要的作用，院内肠内营养健康宣教给予患者心理支持，使其能积极配合肠内营养治疗和护理，改善患者住院期间的营养状态、促进疾病的康复。

【目的】

1. 医护人员及时有效的落实肠内营养治疗方案和宣教指导。

2. 使患者及家属能正确认识肠内营养支持治疗的重要性，了解肠内营养的具体途径、方法以及不良反应。

病例：

　　患者，李某，男，62岁，因左侧肢体活动不灵伴言语不清2天，以右侧大面积脑梗死收入重症监护病房。洼田饮水试验Ⅴ级，给予留置鼻胃管，入院第5天，因患者疾病状态存在高度5 s肺误吸风险，给予留置鼻肠管1枚，行肠内营养支持治疗。入院第8天病情平稳转入普通疗区继续治疗，请思考患者住院期间在疾病的不同时期如何进行肠内营养健康宣教？

【评估】

1. 评估患者营养风险、吞咽功能、胃肠道功能。

2. 评估患者病史、体重、人体测量指标、实验室检测。

3. 评估患者疾病发展阶段。

【计划】

1. 医护人员准备

院内肠内营养支持的实施及健康宣教，需要有专业的医护团队为基础，制定营养方案，及时处理肠内营养相关并发症，同时为患者及家属解答肠内营养过程中遇到的各种问题。营养支持小组成员需要不断学习，依据最新的肠内营养指南文献，完善营养支持流程，为患者制定营养支持治疗计划。

2. 患者及家属准备

患者及家属通过医护人员的健康宣教能够认识到肠内营养的重要性，配合医生和护士完成肠内营养治疗方案的实施。

【实施】

1. 患者收入重症监护病房期间对家属的健康宣教

营养支持小组成员评估、识别患者是否存在营养风险，实施营养支持治疗和护理。严格掌握营养支持的指征，制定合理的营养支持方案，向患者及家属讲解安全、规范、合理、有效的营养支持治疗和护理的重要性。营养途径建立时对于置管护理操作签署知情同意。准备"住院患者营养支持监测记录单"，经评估需选择幽门后喂养的患者，准备"鼻肠管营养支持观察记录表"。掌握肠内营养启动时机，为患者接受肠内营养支持治疗做准备。

（1）早期肠内营养的健康宣教：告知患者及家属早期肠内营养在48 h内开始，目的是促使肠道功能恢复，维护肠黏膜屏障功能，预防肠道细菌易位，加强免疫调控功能，调整肠道微生态等。对于血流动力学不稳定的患者，应在液体复苏完成、血流动力学基本稳定后、无EN禁忌证的重症患者，于入住重症加强治疗病房（ICU）24～48 h内启动EN支持治疗，外科术后患者可提早至24 h内。

> **知识点连接：**
>
> 　　肠内营养选择的禁忌证：肠道功能障碍是肠内营养应用的禁忌证，包括：① 麻痹性肠梗阻；② 恶心、呕吐无法用药控制；③ 严重短肠综合征实施肠内营养失败；④ 术后持续肠梗阻；⑤ 高流量远段肠瘘；⑥ 严重胃肠道出血；⑦ 严重胃肠道吸收不良；⑧ 无法置入胃肠营养管。

（2）营养底物的需要量：让患者及家属了解能量供给所需的营养底物，包括糖类、脂肪、蛋白质、水、电解质、微量元素和维生素，这些营养物质进入人体后，参与体内一系列代谢过程，通过合成代谢使人体结构得以生长、发育、修复及再生。三大营养底物供能及需要量，由营养支持小组计算：

① 营养支持时人体能量的供给应以非蛋白热量来计算（葡萄糖+脂肪），氨基酸、蛋白质不作为能源物质。

② 非蛋白热量计算：重症患者的热量供给原则是允许性低热卡原则（起始与目标），每日给予20～25 kcal/kg。应激与代谢状态稳定后，能量增至25～30 kcal/kg。

③ 葡萄糖及脂肪的需要量：双能源系统的概念是指葡萄糖+脂肪。重症急性应激期患者糖脂比为1:5，轻症患者糖脂比（7:3）~（6:4）。

④ 蛋白质需要量：非蛋白质热量（kcal）与氮量（g）的比例一般保持在（100～150）：1；计算出氮值后，利用换算公式1 g氮=6.25 g蛋白质，得出蛋白质的需要量。

⑤ 肠内营养时，提供的热能能够满足患者的所需量，只需额外补充不足的蛋白质。人体优质蛋白质补充剂是乳清蛋白，是从牛奶中提取的一种蛋白质，具有营养价值高、易消化吸收、含有多种活性成分等特点。肠内营养提供热量不能满足患者每日需要量时，需通过肠外营养补充不足量。

知识点连接：

住院患者常用体重估算法计算热量，首先计算患者的身体质量指数（简称 BMI）：

① BMI < 30 kg/m² 重症急性应激期患者：20～25 kcal/（kg·d）。应激与代谢状态稳定后，能量增至 25～30 kcal/（kg·d）。蛋白质供给为 1.2～2.0 g/（kg 实际体重·d）；

② 肥胖患者 BMI > 30 kg/m² 者：能量 11～14 kcal/（kg 实际体重·d），不超过实际体重目标量的 60%～70%，22～25 kcal/（kg 理想体重·d）。蛋白质供给为 2.0～2.5 g/（kg 理想体重·d）；

③ 北方理想体重 (kg)=［身高 (cm)−150］×0.6+50；

④ 南方理想体重 (kg)=［身高 (cm)−150］×0.6+48.

（3）营养途径选择健康宣教：胃管常作为患者接受 EN 支持的优先选择途径，但若患者对经胃喂养耐受性差，存在高度误吸风险、胃潴留量比较多的情况，应优先考虑幽门后喂养。幽门后喂养较胃管途径更能减少患者肺炎的发生率。

（4）滋养型喂养健康宣教：肠内营养实施过程中由于患者肠道不耐受等原因很难达到目标热量时，告知家属可早期小剂量喂养也能起到滋养肠黏膜的作用，同时发挥其非营养作用，如调整肠道微生态，保护肠黏膜屏障，减少肠源性感染，增强免疫功能和促进肠蠕动等。

2. 患者转出至普通病房的健康宣教

（1）鼻胃管护理健康宣教：告知患者和家属注食前抬高床头，护士协助注食后仍保持床头抬高至少 30 min；鼻饲用物保持清洁、干净，定时更换或消毒，防止感染；翻身时要注意切勿拉扯到胃管，如有胃管脱出，不能自行处理，由医务人员进行处理；定期做吞咽功能康复，如吞咽功能康复，尽早拔出胃管。

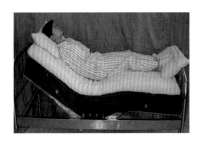 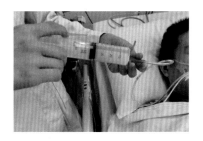

图 6-1　鼻饲时床头抬高　　　　图 6-2　鼻饲时缓慢推注

（2）鼻肠管护理健康宣教：向患者及家属讲解鼻肠管需妥善固定，经常检查外露的长度，防止牵拉；不能通过鼻肠管喂药及过于黏稠的食物，防止堵管；每2 h使用10 ml或20 ml注射器用20 ml温开水脉冲式（一推一停）冲管，发现阻力大时应随时冲管；不能使用鼻肠管常规喂水，防止肠腔内突然压力增高而出现相关并发症；留置鼻肠管期间如发生导管脱出、移位、堵塞等现象应立即寻求医务人员帮助，不可擅自处理。

（3）肠内营养输注方式的选择：告知患者和家属持续24 h的输注是住院患者开始应用肠内营养首选的方式，肠内营养泵是一种可以精确控制肠内营养输注速度的装置，能提供适当的压力，以克服阻力，保证输注速度，减少患者的腹胀、腹泻等症状，促进营养的吸收，改善肠道的功能，提高患者对营养液的耐受性，同时也有利于血糖的控制。对于长期（2～3周或更长）接受肠内营养患者推荐使用肠内营养输注泵。

患者转入普通病房后，受身体活动及环境条件的影响，及时与家属沟通可将持续泵入改为顿服输注，血糖高的患者调整为皮下胰岛素注射，使患者转至普通病房继续安全实施肠内营养。其中顿服输注喂养犹如少量多餐，在特定间隔下一般每天4～6次短期输入肠内营养，肠内营养液快速输入胃里，但小肠途径不能耐受快速输注。

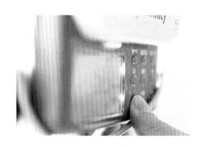
图6-3　营养液输注泵

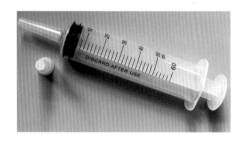
图6-4　顿服灌食器

（4）选择配方和制剂的健康宣教：向患者及家属讲解不同营养制剂的作用，根据患者的病情选择合适的营养制剂，营养制剂的选择详见第三章。

（5）肠内营养过程中的监测：告知患者及家属开始和持续早期肠内营养时，以慢速（10～20 ml/h）开始肠内营养，缓慢增加肠内营养。同时仔细监测有无呕吐、腹胀、腹泻、便秘等情况。一旦出现相关症状时，不要擅自处理，立即通知医护人员。在这些情况下，肠内营养应该以慢速继续或停止，取决于症状的严重程度和疑似潜在隐匿病变（例如肠系膜缺血）。

【评价】

1. 患者入院时，通过营养支持小组对患者进行病情评估及肠内营养健康宣教，评价患者及家属对肠内营养重要性的认识程度、对肠内营养的接受程度，是否能遵从医嘱及时启动肠内营养。

2. 在重症监护室每天需要评估营养支持的效果，以避免患者处于营养过多或过少的情况。营养支持需要系统地评价成效，包括体重变化、生化指标、身体症状等，以了解营养支持的效果。患者的体重与输入量及排出量的平衡密切相关，代表患者的液体与营养状态。在肠内营养支持时，需严格掌握其适应证，同时要重视对患者原发病的处理，加强监测，预防肠内营养并发症的发生。对于已发生肠内营养并发症的患者，需针对病因积极治疗，使患者能继续安全、有效地应用肠内营养。

3. 在转出至普通病房时，评价患者及家属对留置鼻胃管 / 鼻肠管相关护理知识的掌握程度，护士到床边查看患者和家属对健康宣教内容掌握的执行情况，能正确认识肠内营养支持治疗的重要性，了解肠内营养的具体途径、方法以及不良反应。

【注意事项】

由于患者及家属在入院时对肠内营养相关知识缺乏、在肠内营养实施早期存在胃肠不耐受等相关并发症的发生，有患者或家属要求中止肠内营养的情况，使肠内营养的实施遇到困难，需要医护人员对患者和家属进行有效的健康宣教，减少焦虑，并提高患者及家属对肠内营养在治疗期间重要性的认识，为患者建立并实施个性化营养治疗方案，合理、有效、实时监测患者营养状态。

【参考文献】

［1］蒋朱明，于康．蔡威临床肠外与肠内营养［M］．2 版．北京：科学技术文献出版社，2010.

［2］中国吞咽障碍评估与治疗专家工会组．中国吞咽障碍评估与治疗专家共识（2017 年版）［J］．中华物理医学与康复杂志，2018，40（1）：1-10.

［3］ESICM. Early enteral nutrition in critically ill patients：ESICM Clinical Practice Guidelines［S］. 2017.

［4］ASPEN. Board of Directors and the Clinical Guidelines Task Force Guidelines for the use of parenteral and enteral nutrition in adult and pediatric patients [J]. JPEN, 2002, 26: ISA.

［5］ Loser C, Asch IG, Heburerne X, et al. ESPEN guidelines on artificial enteral nutritionpercutaneousendoscopic gastrostomy (PEG)[J]. Clinnutr, 2005, 24 (5): 848–861.

［6］ Niguyen N, Ching K, Frasr R, et al. The Canadian critical critical care nutrition guidelines in 2013: an up enteral feeding during critical illness [J]. Intens Care Med, 2007, 33 (12): 2085–2092.

［7］ 成人糖尿病和高血糖症患者肠内营养. 2017 循证建议和专家共识.

［8］ 王晓君, 许勤, 朱姝芹, 等. 不同输注方式在危重症患者肠内营养支持中效果的系统评价 [J]. 护士进修杂志, 2015, 30 (12): 1070–1074.

［9］ 韩玉梁, 王凯, 严小艳, 等. 不同肠内营养输注方式对缺血性脑卒中合并糖尿病老年患者血糖水平的影响 [J]. 肠外与肠内营养, 2015, 22 (5): 270–272.

［10］ 程静娴, 张晓红, 王菊子. 肠内营养输注的研究进度 [J]. 全科护理, 2018, 16 (14): 1687–1690.

［11］ 韦军民, 朱明炜, 陶晔璇, 等. 营养支持输注系统指南肠内营养管饲途径 [J]. 中国临床营养杂志, 2007, 15 (2): 67–69.

［12］ 重症患者早期肠内营养临床实践专家共识. 中华危重病急救医学, 2018, 8 (30): 8.

第二节　家庭肠内营养健康教育

家庭肠内营养（home enteral nutrition，HEN）是指在规范的营养支持小组监控指导下，对病情相对平稳的患者且要求在家中接受继续肠内营养治疗的方法。家庭肠内营养广泛应用于中枢神经系统疾病、长期肠内营养的晚期肿瘤疾病、消化道疾病、厌食的患者。家庭肠内营养可显著降低医疗费用及节省医疗资源，同时患者能够与家人生活在一起，显著提高患者生活质量，改善营养状况。

【目的】

1. 使患者及家属了解肠内营养实施过程中的护理要点，正确实施家庭肠内营养。

2. 使患者及家属掌握相关知识，改善患者营养状态，减少肠内营养并发症的发生。

【评估】

1. 评估患者病情、自理能力及配合程度。

2. 评估患者吞咽功能、胃肠道功能、肠内营养支持途径、营养状况。

3. 评估家庭肠内营养照护者的需求、照护者能力及实施影响因素。

【计划】

1. 主要照护者准备

确认主要照护者并说明家庭肠内营养的目的，重点向其阐述营养支持应用中可能出现的问题及解决方法，同时让患者及家属参与出院后家庭营养护理计划的制订，告知患者需进行体能锻炼的作用和意义，发放《家庭肠内营养指导手册》(图 6-5)。《家庭肠内营养指导手册》内容包含肠内营养管的固定及维护、营养液的配置及输注流程、并发症的预防及处理。

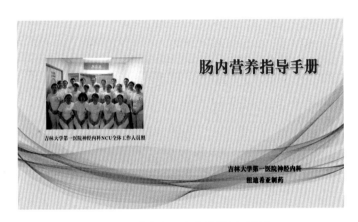

图 6-5　《家庭肠内营养指导手册》

2. 医护人员准备

建立由医生、护士、营养师组成的营养支持小组，医师负责家庭肠内营养支持患者的选择，疾病和胃肠道功能的评估以及制订家庭营养支持方案，决定患者出院时间。一名护师负责家庭营养的组织和协调工作，进行患者和家属培训。专科护士评估的营养状况、营养途径，定期随访患者，监测患者营养状况，提供心理支持和生活指导、并发症的处理等。营养师负责操作营养代谢检测仪器，准确评价患者的营养状况，选择和建立合适的营养给予通路，监测营养支持的有效性和安全性。营养支持小组护士负责对患者及家属进行个体化的家庭肠内营养支持的健康教育。

3. 患者的准备

向患者解释，告知其可能需要短期或长期进行肠内营养，帮助其树立疾病康复的信心，做好肠内营养支持的准备，取得其配合。

【实施】

1. 出院前 1 天的健康教育

营养支持小组护士对出院日期相近患者的主要照护者进行集中健康教育，采用人体模型现场模拟，护士进行现场操作，并让照护者进行现场实践，营养小组成员进行现场指导并答疑。

（1）肠内营养管的固定：鼻胃（肠）管的患者固定时采用"3M"加压固定胶带或专用固定贴固定管路于置管同侧鼻翼处。告知患者鼻贴的制作方法：以圆角鼻贴为例，取长 5 cm、宽 3 cm 的"3M"加压固定胶带 1 张，将鼻贴一端宽边两角剪成圆角，于两侧长边的中点处沿横向剪开 1 cm，中间留 1 cm，见图 6-6。在鼻贴松动或潮湿的情况下及时更换，更换时注意观察固定部位皮肤有无破损。在更换体位、打喷嚏或咳嗽时，注意保护导管，防止脱出，防止管路管打折和扭曲。

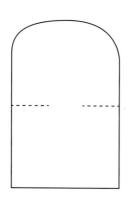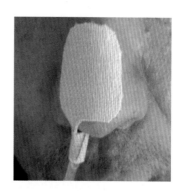

图 6-6　鼻贴剪裁及固定示意图

（2）肠内营养液的选择与配置：由营养师负责指导患者营养液的选择。① 依据患者胃肠道情况选择合适营养制剂。② 对家庭经济能力有限、消化功能好而不能经口进食者，建议使用家庭匀浆膳，每天所需的食物烹调后用食物粉碎机打成糊状，加适量水从导管推入胃内。③ 指导家属加工高蛋白、高热量、低脂肪的肉、菜汤和米汤。④ 自制蔬菜果汁。营养液应现配现用，配制好的营养液放置时间不应超过 24 h，并存放于 4 ℃冰箱，防止细菌污染。

知识点连接：

行家庭肠内营养的患者，应根据患者的实际需要量进行按需喂养，患者能量需求因疾病种类和病程而不同。推荐目标量 20~30 kcal/kg，急性期适当减少，康复期适当增加。低体质量老年人按实际体质量120%计算，肥胖老年人按理想体质量计算。对已有严重营养不良者，尤其长期饥饿或禁食者，应严格控制起始喂养目标量，逐渐增加营养素摄入（包括肠内和肠外途径）。对长期营养不良者，营养支持应遵循先少后多、先慢后快、逐步过渡的原则，预防再喂养综合征。

（3）肠内营养液的输注：营养液的输注应满足浓度由低到高、容量由少到多、速度由慢到快的原则。输注方式一般采用间歇重力滴注或连续输注，输注连接管路每天更换1次。间歇重力滴注借助重力缓慢滴注，每次注入量以200~300 ml 为宜，每次注入量在2~3 h内完成，间隔2~3 h，多数患者可耐受。连续输注装置与间歇重力滴注相同，采用肠内营养输注泵保持稳定的输注速度，一般在12~24 h内输注完成，滴注起始速度为40~100 ml/h，营养液保温在30~40℃。输注过程中，应注意患者体位的管理，保证患者头胸抬高≥30°（图6-7），减少反流误吸的发生。

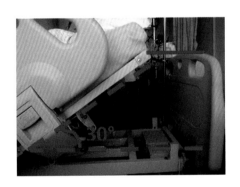

图6-7 头胸抬高30°示意图

（4）肠内营养管的维护：对留置PEG/J的患者，教会他们管口周围皮肤和导管消毒换药，每天将外垫片松开，转动固定栓和导管，以预防皮肤损伤，同时轻轻地将导管推进，再拉出1~2 cm，重新固定，促进胃壁组织血液循环，防止内垫包埋综合征（图6-8）。教会患者做高举平台法固定（图6-9），注意不要牵拉，在导管与皮肤接触处作好标记，以及时发现导管脱出。一旦导管脱出，应及时与医师或专科护士联系，以便妥善处理。

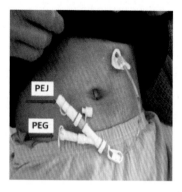

图 6-8　PEG/J 管正常状态示意图

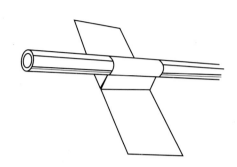

图 6-9　高举平台法示意图

每次鼻饲前，回抽胃内容物判定消化情况，若抽吸量 ≥ 100 ml、胃内容物颜色为咖啡色或血性，需及时告知医务人员寻求帮助，不要盲目注入食物。每 4 h 或鼻饲前后温开水冲洗管路，采用灌食器或注射器每次 20 ml 脉冲式冲洗管路，预防堵管。如需经肠内营养管鼻饲药物，应将药物研磨充分，再注入体内，鼻饲前后温水脉冲式冲洗管路。

2. 出院当天的健康教育

（1）并发症的观察：告知家属肠内营养并发症的观察要点及常见处理措施，可能出现的问题及应对方式，如不能及时缓解，应及时告知医务人员寻求帮助。

（2）营养状况的监测：告知家属定期监测患者体重及出入量变化，有条件者定期进行人体成分分析，监测体内脂肪、蛋白质分布情况，了解患者营养状态变化。

（3）康复锻炼：告知家属带管期间可进行适当功能康复锻炼，增加患者肌肉合成，促进营养物质的吸收，活动时注意管路的固定，做好刻度标记，防止脱管。

（4）建立家庭肠内营养档案：将营养小组联系方式告知行家庭肠内营养的患者及家属，确保患者有问题时能够及时联系营养小组成员，为其建立营养档案，记录患者诊断、肠内营养方式、营养状况、个人营养认知、主要照顾者情况、家庭住址及联系方式，方便后期跟踪随访。

（5）搭建多种营养知识获取途径：建立家庭肠内营养微信群，成立肠内营养微信公众号平台，建立线上家庭肠内营养直播课堂，1～2 个月更新相关健康教育资料和视频。并有专家在线坐诊，与患者进行答疑互动，方便患者及家属获取肠内营养基本知识，解决疑难问题。

3. 出院 1 周

采用家庭访视及电话随访的方式与家庭肠内营养患者及家属进行沟通，了解实施过程中遇到的问题及知识需求，解答患者在家庭营养支持中所遇到的问题，并给予指导和帮助，消除患者及其家属的顾虑，让患者迅速适应家庭营养支持。

4. 定期随访

患者出院后每月 1 次电话随访，了解患者情况，及时记录肠内营养档案。告知患者在家庭营养支持 1 个月、3 个月、6 个月时，需在营养门诊复查并进行效果评价，包括营养监测、血液检查、问卷调查、导管维护等。

【评价】

1. 出院前 1 天，在营养小组成员的指导下，对患者进行肠内营养输注及管路维护，小组成员指出其操作中的不足及需要改正之处，主要照护者掌握基本技能。

2. 出院当天，主要照护者能够说出肠内营养并发症主要的观察要点及预防措施，结合《家庭肠内营养指导手册》，独立完成家庭肠内营养支持。

3. 出院后随访内容包括营养治疗的安全相关的指标（管道堵塞、管道脱落、腹胀、腹泻、便秘等肠内营养相关并发症）。营养状况指标：体质量的增减、每天输注的肠内营养量、饮食量、输注自制匀浆膳的量、每月在门诊检测的生化指标。照顾者将监测随访内容准确记录在随访记录本上，拍摄成图片通过微信发送给营养小组成员。营养小组护士将异常情况及时汇报给临床医生，具备拔管指征的患者给予拔除肠内营养管，恢复经口进食，并及时对患者或照顾者指导。

【注意事项】

患者由院内肠内营养过渡至家庭肠内营养，必然面临巨大心理压力，营养小组成员要注重患者及照护者的心理需求，依据患者个人特点，制定合理的家庭肠内营养计划，并给予指导，帮助患者平稳过渡至家庭肠内营养。

【参考文献】

[1] 黄迎春,王新颖,刘思彤,等.个体化健康教育在家庭肠内营养支持中的应用[J].肠外与肠内营养,2013,20(5):318-320.

[2] 李培培,张丽,于子荞,等.家庭肠内营养的国内外研究进展[J].护理学杂志,2017,32(11):105-109.

[3] 陈亚文,蒋翎翎.家庭肠内营养照护者相关知识认知现状及分析[J].解放军护理杂志,2018,35(10):37-40.

[4] 黄迎春,王新颖,彭南海.营养支持小组在家庭肠内营养中的应用[J].肠外与肠内营养,2009,16(3):191-192.

[5] 彭南海,黄迎春.肠外与肠内营养护理学[M].南京:东南大学出版社,2016.

[6] 吴丽红,张晓琴.专科护士主导的营养管理团队在家庭肠内营养治疗中的实践[J].护理学杂志,2017,32(22):97-99.

[7] 黄迎春,王新颖,彭南海.匀浆膳在家庭肠内营养治疗中的应用和护理[J].肠外与肠内营养,2012,19(5):319-320.

[8] Elia M, Stratton R J. A cost—utility analysis in patents receiving enternal tube feeding at home and in nursing homes[J]. Clin Nutr, 2008(27): 416-423.

[9] Vallabh H, Konrad D, Dechicco R, et al. Thirty day read mission rate is high for hospitalized patients discharged with home parenteral nutrition or intravenous fluids[J]. J Parenter Enteral Nutr, 2016. pii: 0148607116664785.

[10] De Luis A D, Izaola O, Cuellar L A, et al. Experience over 12 years with home enteral nutrition in a healthcare area of Spain[J]. J Hum Nutr Diet, 2013, 26(1): 39-44.